JN212878

臨床医のための

医療AI概論

山田朋英／谷田部卓　（著）

はじめに

医療現場は、ますます過酷になっています。2004年に開始された新臨床研修制度をきっかけに、地域医療での医師不足が問題となりました。さらに同時期、医療ミスに関連した多くの訴訟報道がありました。

この新臨床研修制度と2018年から開始された新専門医制度の結果、内科や外科といった専門医資格の認定に時間のかかる診療科を志望する専攻医が、減少したと報道されています。

さらに2018年は、複数の医学部入試において、女性受験者を減点し男性受験者を優遇していた、という報道がなされています。

この背景には、医師という仕事の特殊性、つまり医師の負担や責任が大き過ぎ、その結果として長時間の超人的な働き方が、常態化していることにあります。つまり、女性医師の出産や育児に対するサポート体制を整備することなく、辞める可能性が少ない男性の受験者の優遇で対応してしまうという理由があるのでしょう。

医師の仕事は多岐にわたります。診療、診断、治療、教育、研究など数多くのことを、医師は１人でこなさなくてはなりません。また医師は、患者の診療に対し最終的な意思決定および責任を持ちます。担当する患者の病状が急変したら、夜中でも駆け付けなければなりません。今後は急激な高齢化社会を迎え、ますます医療機関を受診する高齢者が増えるでしょう。

現場の臨床医は、まさに限界を迎えています。医師の日常的な過労に起因する医療ミス、過労死が頻繁に報道されています。私の周りでも過労で体を壊したり、早々に過酷な現場から離れていく人をよく見かけました。

この流れを受け、2019年３月、厚生労働省より医師の働き方改革に対する通知がなされました。これは暫定特例水準対象の医師に対しては一定期間に限り年間1920時間までの残業を認めるというものでした。一般的な労働者の過労死ラインである月間80時間を大きく超えたこの決定は、多くの議論を巻き起こすことになりました。

しかし、私を含め多くの臨床医は、その現場を知っている者として、確かにこんなものかな、というのが実感だったのではないかと思います。この労働時間の最大値を提示できたという点においては、大きな進歩のはずです。少なくとも、今後の医師の働き方改革に向けた、１つの道しるべができたのではないかと考えています。

ここで重要なことは、医師の仕事のなかには、医師でなくてもできるような仕事、また時間短縮できるものがたくさんあります。本来、医師は医師にしかできない仕事に、集中するべきなのです。そして医師以外ができるようなことは、どんどん人工知能（AI）にやらせる方がよいのです。

現在、大方の臨床現場にはまだAIが導入されていません。しかし近い将来、AIが医療従事者の仕事を肩代わりすることで、医師はより専門性を発揮できる業務に集中できるはずです。これにより、医師の過労状態を是正することができれば、多くの医療ミスも減らせると思います。

このように書くと、AIは万能のように思えるかもしれません。しかしAIにはいくつかの弱点があります。例えばAIの基本構造であるニューラルネットワークは、なぜそのような結果になったのかを説明することが、現時点ではできません。合理的な理由の説明ができないAIの結論に対し、目の前の患者さんの治療に最終的な責任を負う医師は、どのようにAIの結果を解釈するのかという問題があります。

また現在、医療AIの開発は、多くが企業ベースで進められています。企業の目的は、AI技術により自社の製品を改良して販売することにあります。つまり商用目的です。そしてこのような研究には、多くの患者データ（教師データ）が必要となります。この教師データは、患者一人ひとりの個人情報です。この患者の個人情報が、商用目的の教師データに用いられていることも、考えていく必要があります。

そして、この議論をするためには、正確なAIの基礎知識が必須となります。しかし現在は、医師がAIに関して体系的に学ぶ機会はほとんどありません。

本書は、今後発達していく医療AIに関して、正しい知識を持っていただくことを目的に執筆しました。そして、執筆に当たり気を付けたことは、私の15年間の内科の臨床医としての経験を生かし、臨床医が十分に理解できるよう図を多用して、わかりやすくしたことです。

また、これからAIを学ぶ方にとって重要な言葉（例えば、人工知能、ディープラーニング、ニューラルネットワークなど）について解説します。そしてこの今後「医療AI学」という学問領域が出てくることを見越し、これに対する試験対策（大学試験、国家試験、認定医試験、専門医試験など）にも対応できるように留意して執筆しました。

本書が、今後の日本の医療AIの活用に対するみなさまの一助になれば幸いと考えております。

最初に申し上げておきますが、AIが医師を超えたり、医師がAIに置き換わることは絶対にありません。患者との円滑なコミュニケーションや、思いやり、傾聴、真摯な態度など、人間ならではの対応をAIに任せられないからです。AIは、臨床医にとってただのツールに過ぎないのです。そして

AIという言葉に、いたずらに踊らされてはいけないのです。

令和元年11月吉日

山田朋英／谷田部卓

目次

PART 1

進化するヘルスケアとその環境

こんなとき、AIがあれば……

医師たちのつぶやき①

▶ 2：00　当直室にて

救急スタッフ：「先生、頭痛の患者さんが来ました。診てもらえますか？」

当直医：（救急は苦手なんだよな〜。重症なのか、軽症なのか、どんな病気っぽいのか、AIが教えてくれればいいのに……）

▶ 9：00　外来にて

外来スタッフ：「先生、患者さんです」

外来医師：（この電子カルテ、動きが遅いな。これだったら紙カルテの方が早かったわ。老眼だと字が小さ過ぎて見えんし。どうやってオーダー出すんだ？）

実用化が始まる医療AI

図1-1 ヘルスケアにおけるAI技術の活用

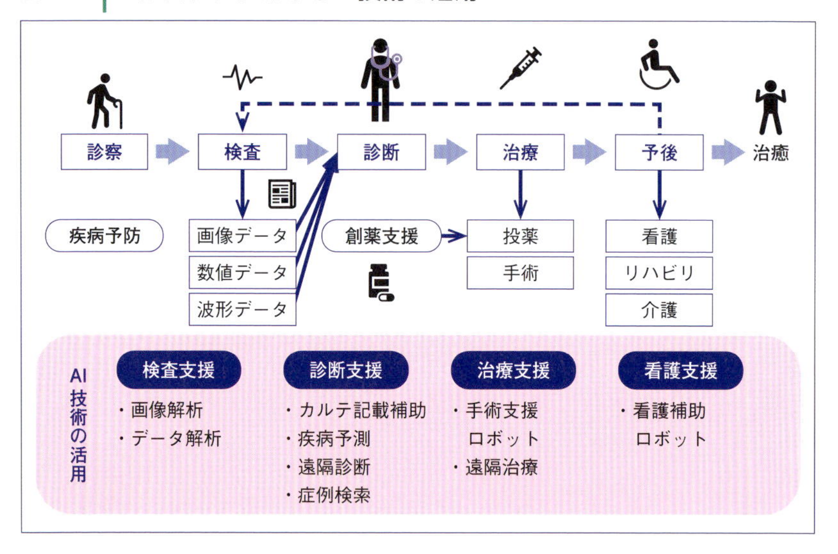

近年、iPS細胞による再生医療や、ゲノム編集など、医療技術が目覚ましい発展を遂げてきています。これらの先端医療は、研究段階から次第に臨床への応用が進んできている状況にあります。しかし汎用性の高いAI技術は、医師が直接扱う医療機器などに組み込まれていくため、医療現場へのインパクトとしてはAI技術が先にくると思われます。

AI技術が実際に利用されるようになったのは、ここ数年です。しかし、その進化のスピードは驚異的で、多くの領域で人間の能力を凌駕し始めています。ヘルスケア分野でも、早速応用が始まり、図1-1にあるような医療現場で活用できる様々な「支援機能」の開発が、国の後押しもあり進んでいます。

これからは、現在の医療現場が抱える、医療従事者の多忙さ、そしてこれに起因するさまざまな問題（見落としや、事故など）も、AIが医療従事者の作業を省力化したり、補助することで改善が期待できるのです。AIはあくまで支援ツールであり、医療従事者の仕事を奪うことは今後もないでしょう。それどころかAIが煩雑な作業を代行し手伝うことによって、医療従事者はより創造的でかつ生産性の高いプロフェッショナルとしての作業に従事することが可能となるはずです。

医療現場におけるICTの進展

電子カルテをはじめ、すでに数多くのICT機器が医療機関に導入されています。このような医療機関のICT化は、図のように発展してきました。

図1-2 医療機関のICT化・HISの進展

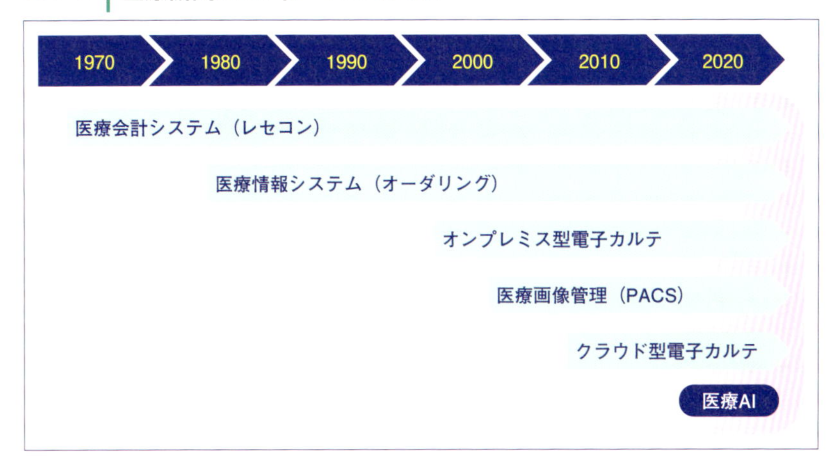

初めは1970年代の医療会計システム・レセプトコンピューター（レセコン）です（図1-2）。レセプトの作成には、２年に１度の診療報酬改定や、地域ごとの地方公費の差異に対応する複雑な計算が必要です。この医療事務の負荷が、レセコンの導入で軽減されました。次に普及したのが、

医師からの検査や処方などの指示を管理するオーダリングシステムです。厚生労働省による2005年11月の調査では、オーダリングシステムが400床以上の病院の７割以上に導入されていることが確認されています。

診療記録を保存・管理する電子カルテは、2000年頃から導入が始まります。電子カルテは「真正性」「見読性」「保存性」の３原則が保証され、様々なメリットがあるために、政府も積極的に導入を進めてきました。このため、現在の電子カルテの普及率は、400床以上ある病院の８割に達しています。

2010年に、医療分野でのクラウド利用が解禁されると、電子カルテやその他様々なヘルスケアサービスが、クラウド型で提供され始めました。院内にサーバーを置き、通信プロトコル**DICOM**（→P14）でCTや**MRI**などの画像検査機器と接続するオンプレミス型のシステムと比較すると、クラウド型のシステムには、数多くのメリットがあります。最も大きな違いは、サーバーがデータセンターにあるので、停電や風水害などの災害に強く、法律で保管期間が３年と決められている画像などのデータの安全性が高まります。またハードウェアやソフトウェアの管理からも解放されるので、管理運用コストを大幅に下げられます。

一方でクラウドサービスは汎用的なサービスなので、現場のカスタマイズには応じることが原則として困難になっています。しかしこれも、今後続々と提供されてくる新サービスと電子カルテが連携していくことを考えると、システムに現場の運用を合わせた方が、メリットがあると思います。

オンプレミス型からクラウド型への移行は、医療分野に限らずICTを利用する全てのビジネス領域で着実に進んでいます。この潮流は今のところ止まりそうにありません。ただしこのような病院情報システム（Hospital Information System：HIS）には注意点があります。リアルタイムで医療画像を参照する必要があるX線画像やエコーなどの画像を管理する画像ファイリングシステムPACSでは、CTやMRIなどの大容量画像データも扱いますが、クラウドとの通信回線の速度が高くないと、表示待ちのストレスを感じることなく操作することができません。このため、大量の大容量画像を頻繁に扱う大病院では、システム構成に工夫が必要になります。

今後は、次世代通信網などの高速通信インフラが整ってくるので、クラウドサービスでもストレスなく操作ができるようになってくるはずです。

図1-3 | 電子カルテを中心としたHIS

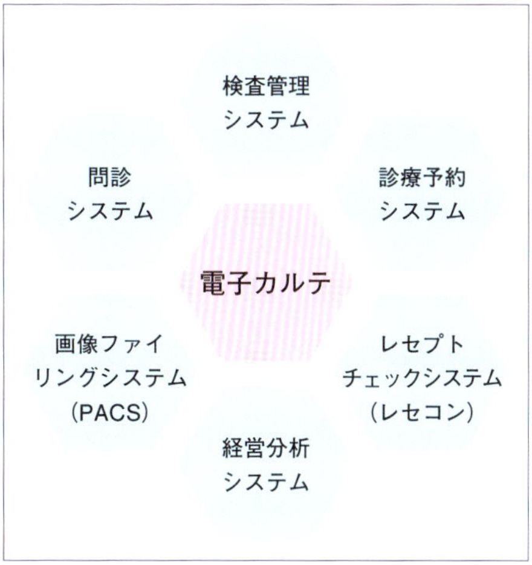

あと数年で、今まで紹介してきた多くのAI技術が、HISの機能に組み込まれていくはずです。図1-3にあるように、新しいHISは電子カルテを中心に、多くのシステムや機能と連携ができるようになっています。

診療所向けの電子カルテでは、近年レセコンが標準機能となっています。病院のPACSも、電子カルテの周辺機器として連動しています。また診療所でも診療予約システムの普及が進んでおり、予約形態も順番予約や時間予約が選べるようになっています。

スマートフォンやタブレットを利用した新しい問診システムも登場しています。問診表をデジタル化することで、診療の効率化が図れるようになります。また、経営の見える化が可能になる経営分析システムは、病院だけでなく診療所でも、今後ますます重要になっていくでしょう。

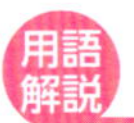

DICOM(Digital Imaging and Communications in Medicine)

CTやMRIなどで撮像した医用画像のフォーマットと、それらを扱う医用画像機器間の通信プロトコルを定義した、米国で定めた国際標準規格です。DICOMには必須項目とそうでない項目があり、必須でない項目に対する各社の対応の違いに幅があるため、機器接続には互換性確認が必要になります。

政府が進める医療のICT化

日本は少子高齢化に伴って、人口減少社会に突入しました。これにより医療費だけでなく社会保障給付金も上昇の一途で、慢性的な財政赤字の原因ともなっています。このため政府は、医療費削減だけでなく健康長寿社会の形成と経済成長を促すために、ICTの利活用を積極的に推進しています。そのなかでもAI技術による医療イノベーションの創出は、政府も大きな期待を寄せており、積極的に推進しています。

厚生労働省は、この少子高齢化、慢性期医療や在宅医療需要の増加、医師の偏在化や**働き方改革**など医療政策課題が山積していることを踏まえて、2018年からオンライン診療の推進を積極的に始めました。

図1-4 AIホスピタル計画

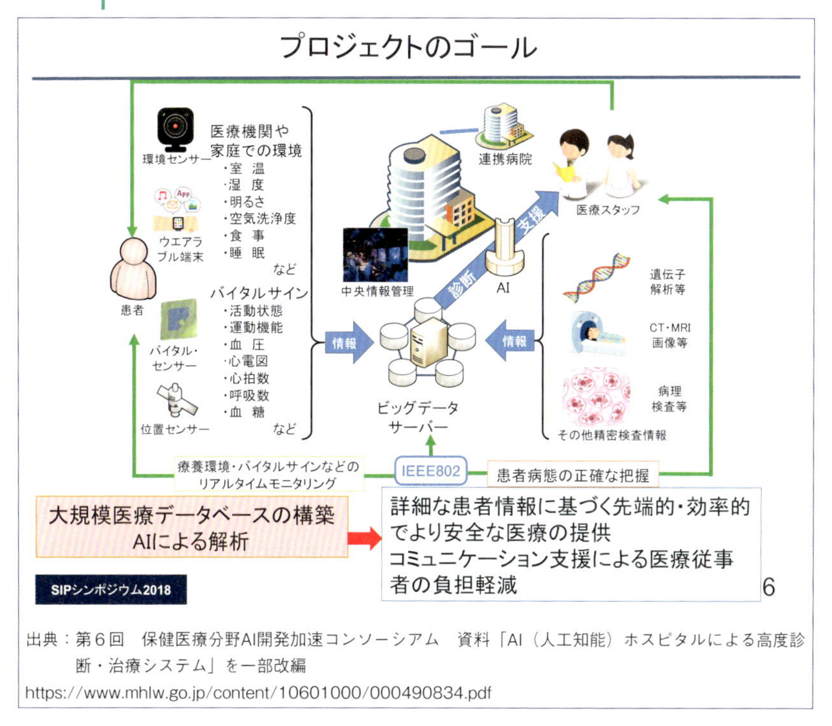

出典：第６回　保健医療分野AI開発加速コンソーシアム　資料「AI（人工知能）ホスピタルによる高度診断・治療システム」を一部改編
https://www.mhlw.go.jp/content/10601000/000490834.pdf

さらに政府は2018年10月、診断や治療にAIを活用する「**AIホスピタル計画**」を発表しました（図1-4）。これは内閣府の戦略的イノベーション創造プログラム（SIP）の１つで、「AIホスピタルによる高度診断・治療システム」のプロジェクトです。AIを活用することで、医療現場の効率化を図り、医療従事者の抜本的な負担軽減を実現することが狙いです。2022年度末までに、10のモデル病院を作ることを目指しています。このような政府の後押しもあって、今後は医療現場には着々とICTが導入されていくでしょう。

図1-5 AIホスピタル計画でのAI活用シーン

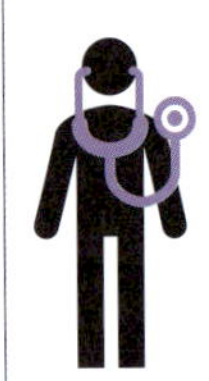

AIホスピタル計画の中では、次の４つの場面にAIを活用が計画されている。

⑴ 画像・病理診断の補助
⑵ 危険な徴候を検知する患者モニタリング
⑶ 薬剤誤投与など人為的ミスの回避
⑷ ゲノム情報などに基づく個別化医療

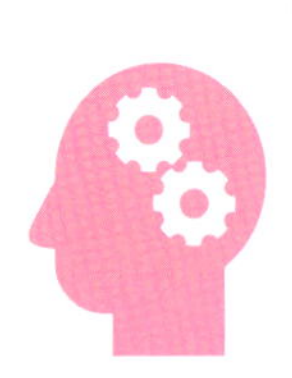

このAIホスピタル計画では、図1-5にあるような計画が策定されていますが、その中に**リキッドバイオプシー**（→P17）によるがんの早期診断システムがあります（図1-6）。

図1-6 リキッドバイオプシー

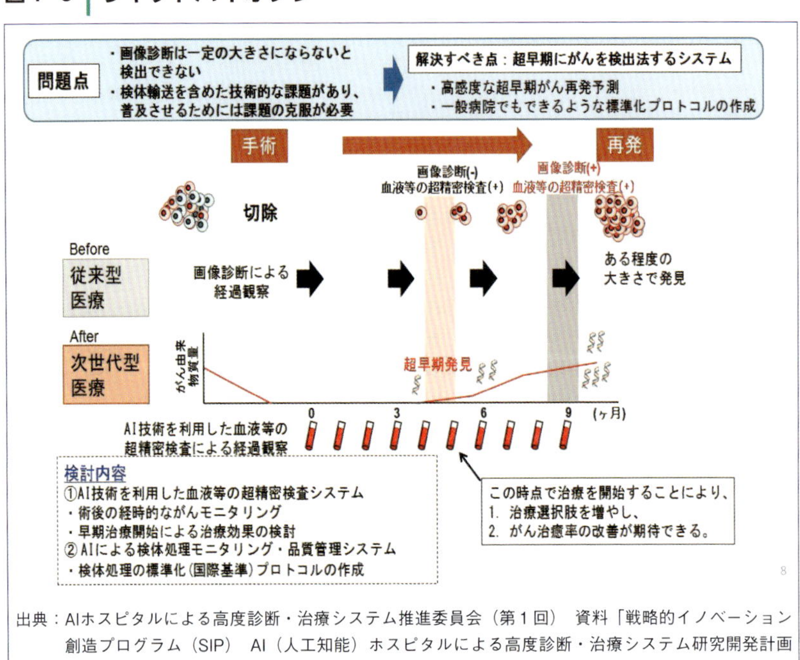

出典：AIホスピタルによる高度診断・治療システム推進委員会（第１回） 資料「戦略的イノベーション創造プログラム（SIP） AI（人工知能）ホスピタルによる高度診断・治療システム研究開発計画（案）」を一部改編
https://www8.cao.go.jp/cstp/gaiyo/sip/iinkai2/aihospital_1/siryo3-2-1.pdf

血液を使ってがんの診断を行うリキッドバイオプシーを実現するために、AIを活用しようとしているのです。患者の検体から得られた情報と、経過に関する膨大なデータをAIで解析することで、超高精度ながん診断システムを確立することを目指します。

リキッドバイオプシー(liquid biopsy)

従来の生検（biopsy）に代えて、採血という低侵襲な方法で、主にがんなどを診断できる技術です。血液中に含まれる遊離DNAを解析することによって、がん組織の**遺伝子**（ゲノム）情報を踏まえた、適切な治療ができるようになります。尿や唾液などにも含まれるエクソソーム（exosome）と呼ぶ物質中の、「マイクロRNA」をバイオマーカーとして診断する技術や、「線虫」を利用して尿からがんを診断する技術など、世界中で活発に研究が進められています。

保険医療の課題と政府が描く将来像

現在の保険医療制度には、大きな課題があります。それは、被保険者番号が基本的に世帯単位となっており、企業の健康保険組合などの医療保険者に対して、個人、特に被扶養者の状況把握までは求めていないことです（図1-7）。また、医療保険者が被保険者番号を付番しており、資格管理を保険者ごとに行っていることも課題です。

図 1-7 現状の保険医療

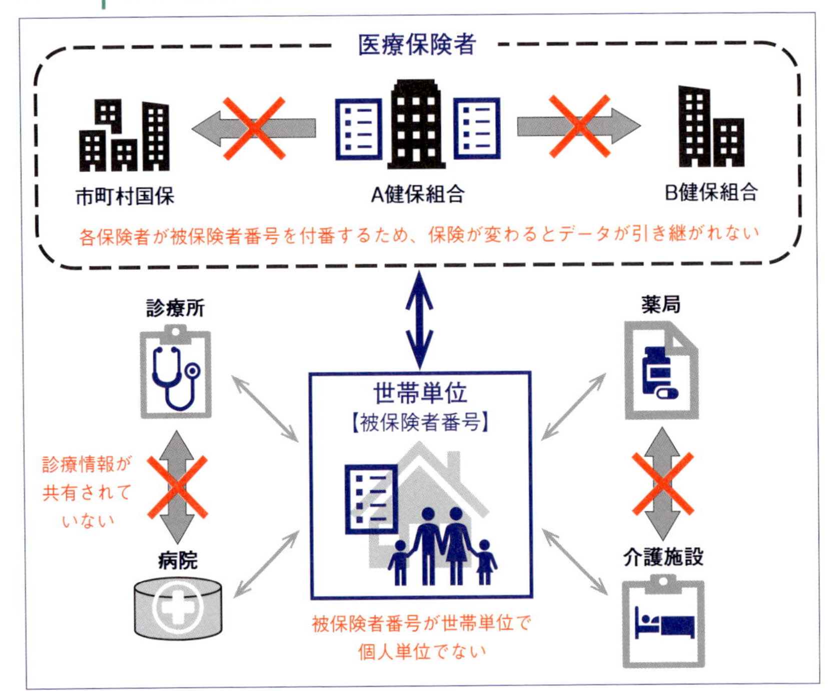

つまり現状は、転職などで加入する保険が変わる場合、個人の資格情報は引き継がれず、継続的な資格管理ができない状況なのです。

今後、被保険者の健康管理などの役割が企業に期待され、ヘルスデータの活用が求められるなか、個人単位での健診データやヘルスデータの管理が、非常に重要になっています。

このために厚生労働省は、加入する保険が変わっても、個人単位で資格情報などのデータをつなげるため、被保険者番号を個人単位にする方針を打ち出しました。また、加入する保険によらず資格情報などを連結させて管理するため、個別の保険者に代わって社会保険診療報酬支払基金・国民健康保険中央会が一元的に管理することも決めています。

この個人ごとの被保険者番号を活用することで、多様で先進的なヘルスケアサービスが登場してきます。

図1-8に示した通り、厚生労働省の資料によると、被保険者番号を活用することで、「医療保険事務の効率化」、「保健医療データの個人向け提供サービス」、「保健医療情報の連携推進」、「制度の縦割りを超えた保険医療データ分析」が実現できるとなっています。

図1-8 被保険者番号の活用可能性

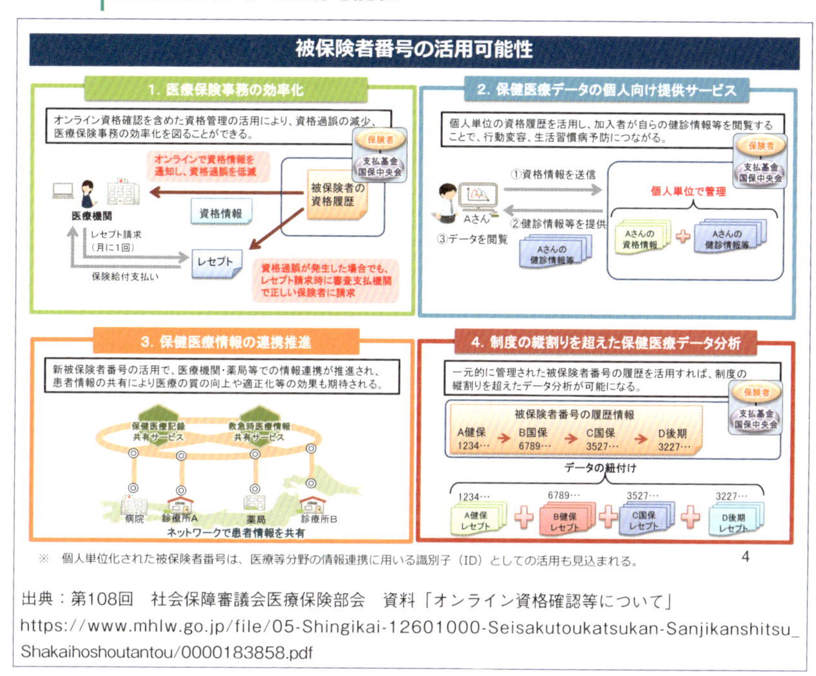

出典：第108回　社会保障審議会医療保険部会　資料「オンライン資格確認等について」
https://www.mhlw.go.jp/file/05-Shingikai-12601000-Seisakutoukatsukan-Sanjikanshitsu_Shakaihoshoutantou/0000183858.pdf

さらに厚生労働省は、「**データヘルス改革**」というICTを活用した保険医療の根本的改革を始めています（図1-9）。

図1-9 厚生労働省のデータヘルス改革の全体像

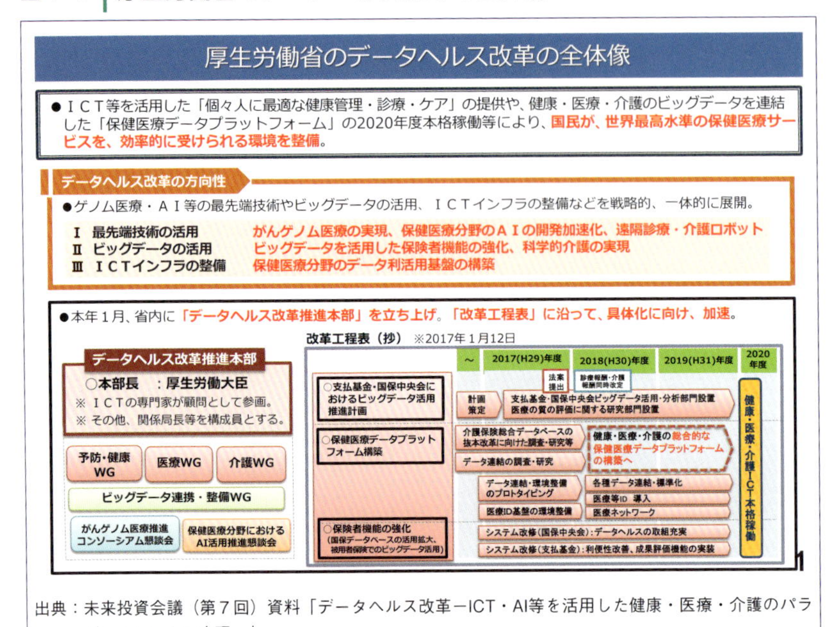

出典：未来投資会議（第７回）資料「データヘルス改革－ICT・AI等を活用した健康・医療・介護のパラダイムシフトの実現－」
http://www.kantei.go.jp/jp/singi/keizaisaisei/miraitoshikaigi/dai7/siryou5.pdf

この「データヘルス改革」の概要は、図1-10のようになっています。

図1-10 厚生労働省のデータヘルス改革の概要

■目的
○国民の健康寿命の更なる延伸
○効果的・効率的な医療介護サービスの提供
■提供サービス
○保健医療記録の共有
医療機関が保有する患者の過去の診療データ等を、参照可能なシステムの構築
○救急時医療情報の共有
医療的ケア児等が災害・事故などに遭遇した際に、医療関係者が迅速に必要な患者情報を共有できるサービスを提供
■取組内容
○データヘルス基盤構築
・新被保険者番号（個人単位の被保険者番号）システムの稼働 【2019年下旬】
・オンライン資格確認システムの運用 【2020年中旬】
・全国保健医療情報ネットワークの稼働（保険医療データの共有）【2020年度】
・PHRの構築 【2020年度】
○関連する法制度・規格の整備
・個人情報保護法の改正 【2017年施行】
・次世代医療基盤法（医療分野の研究開発に資するための匿名加工医療情報に関する法律）【2018年施行】
・保健医療情報分野の標準規格（厚生労働省標準規格）
病名、医薬品名、臨床検査項目名等の全国共通の標準マスターを順次、「保健医療情報分野の標準規格」として整備し、普及を進めている
○最先端技術導入、データ活用サービス
・がんゲノム情報の活用、AIの社会実装に向けた取り組み
・科学的介護サービスの実現、健康スコアリングサービス、データヘルス分析サービス、乳幼児期・学童の健康情報

この計画によると、2020年度には図1-11のような「**次世代型保健医療システム**」という先進的なサービスが実現する予定となっています。

この図にある**PeOPLe**（Person centered Open PLatform for wellbeing）とは、個人の全ての保健医療データを、その個人を中心にした形で統合した情報基盤の名称です。つまり政府公認の**PHR**（→P25）統合基盤のことで、患者・国民を中心に保健医療情報をどこでも活用できるオープンな情報基盤となっています。

図1-11 次世代型保健医療システム

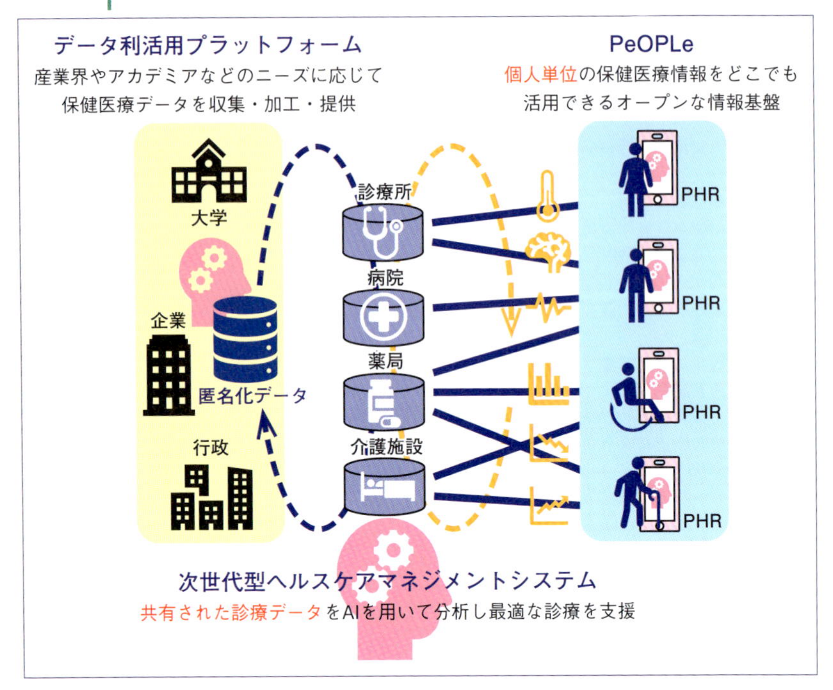

このPeOPLeだけでなく、さらに２つの保健医療インフラの整備が計画されています。１つは、最新の医療情報や共有された診療データを、AIを用いて分析し、最適な診療を支援する**次世代型ヘルスケアマネジメントシステム**です。もう１つは、PeOPLeなどから産業界や行政などのニーズに応じて保健医療データを収集・加工・提供するデータ利活用プラットフォームです。

この次世代型保健医療システムにおいて、AI技術は重要な役割を担っています。データヘルス改革におけるAIに関する項目を見ると、AI開発基盤に必要なデータを収集して、研究者や民間などが利活用できるサービスを目指しています。この重点領域としては、以下の６領域を挙げています。

- **ゲノム医療**
- **画像診断支援**
- **診断・治療支援**
- **医薬品開発**
- **介護・認知症**
- **手術支援**

この領域を中心に、AIの社会実装に向けた取り組みを進めるとともに、研究者や民間などが利活用できるような、AI開発用クラウド環境を整備します。なお2020年度に実現できることとして、次を挙げています（図1-12）。

- 画像診断支援における、医学会を中心としたデータベースの構築
- 医薬品開発において製薬企業とIT企業のマッチング
- AI開発基盤の整備
- 医療機器メーカーへの教師付き画像データの提供
- 医薬品開発に応用可能なAIの開発

データヘルス改革では、これらのAIの社会実装に向けた取り組みを進めていきます。

図1-12 AI開発加速コンソーシアム

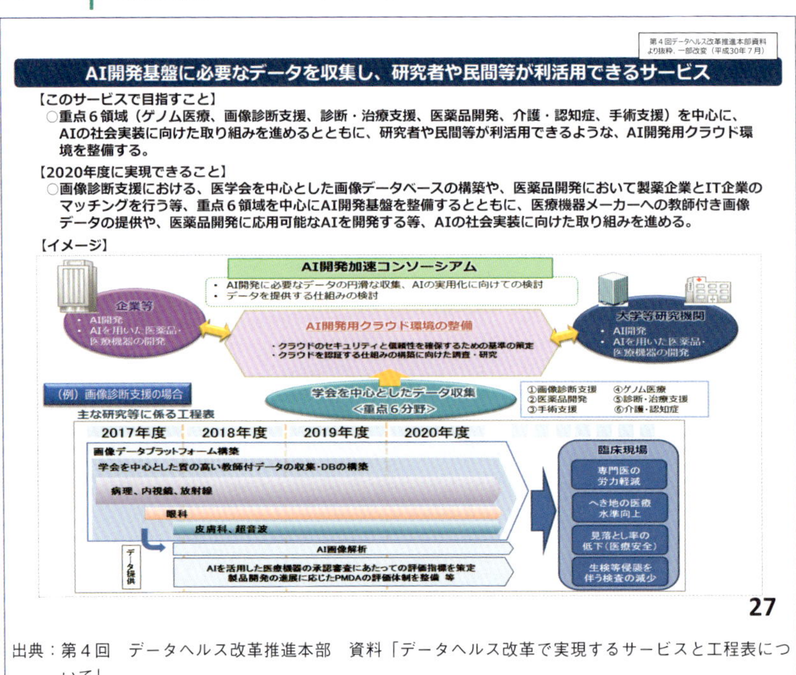

出典：第４回　データヘルス改革推進本部　資料「データヘルス改革で実現するサービスと工程表について」
https://www.mhlw.go.jp/content/12601000/000340568.pdf

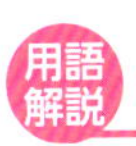

PHR(Personal Health Record)

PHRとは、患者が自らの医療・健康情報を収集して、一元的に保存する仕組みです。その情報を医療機関に提供して、医療の質の向上や業務の効率化を図ります。

健康情報を集約した電子記録、さらに情報を活用する仕組みを**EHR**（Electric Health Record）といいます。情報の集約には、医療機関などが持つ情報を一元化する方法と、患者自身が情報を集める**PHR**という２つの方法があります。英国では**かかりつけ医**（General practice：**GP**）制度があり、どんな症状でも初めはGPを受診します。そこでGPが専門医を紹介する制度なので、カルテは自然に医療機関で共有化が進み、EHRが発達しました。GPによるEHRの使用割合は、2012年で97%に達しています。

日本は、患者が自由に専門医を探して受診するフリーアクセスが保証されている分、医療機関同士の連携が重要になるはずですが、それがうまく機能していない点が問題となっています。

データヘルスと法律

ヘルスケア業界は、他の業界と比べると非常に規制の強い業界です。これは人命に関わる機器やサービスを扱っているため当然なのですが、IT系企業など他業種から新規にヘルスケア分野に参入する際に、最も戸惑うことです。様々な法律だけでなく、厚生労働省のガイドラインや指導などもあり、さらに米国の医薬品規制を責務とするFDA（米国食品医薬品局）をも注視しなければなりません。このためヘルスケアに関わる規制の全体像が見えないことが、関係者にとって頭の痛いところです。

厚生労働省が推進するデータヘルス改革も、様々な法律や制度の整備と連動して進められています。ここでは、ヘルスケア分野に大きな影響を与える「個人情報保護法」、「**次世代医療基盤法**」、「医薬品医療機器等法」を説明します。

個人情報保護法

個人情報保護法とは、2005年に全面施行された、事業者がユーザーや取引先などから取得した**個人情報**の、取り扱いに関するルールを定めた法律です。この個人情報とは、生存する個人に関する情報で、氏名、住所、性別、生年月日など、特定の個人を識別できるものです。他の情報と照合して、個人を識別できる情報も含まれます。

例えば、ある事業者が、氏名・住所・電話番号が記載されている顧客リストと、商品の販売履歴のリストの２つを持っていたとします。このとき、顧客リストは個人情報ですが、販売履歴の単体では個人を特定することができないため、個人情報ではありません。

しかし、顧客リストにNo.1、No.2、No.3・・・と整理番号が付けられていて、それが販売履歴と紐付けられていた場合には、顧客リストと販売履歴は簡単に照合することができるため、その販売履歴は個人情報に当たります。

この法律は、2017年に改正されました。改正のポイントは、以下のようになっています。

①　第三者提供の厳格化

個人情報の第三者提供に関する本人同意の確認方法が、法改正によって厳格化されました。本人同意の確認方法は、**オプトイン**と**オプトアウト**（→P30）の二種類の形式があります。

オプトインとは、「提示した情報を第三者に提供しても良いですか？」と尋ねて、本人から「提供しても良い」との回答を得る形式です。

オプトアウトとは、「提示した情報の第三者への提供を断るなら教えてください」と尋ねて、本人から「提供を断る」との回答がなければ、同意と見なす形式です。

法改正によって、このオプトアウトによって本人同意を得ようとする事業者は、「第三者に提供される個人データの項目」、「本人の求めを受け付ける方法」などを個人情報保護委員会に届け出る義務が課せられました。

② 個人識別符号の追加

個人情報として、運転免許証番号、マイナンバー、パスポート番号などや、生体情報（指紋認識データ、顔認識データ、瞳の虹彩など）が、**個人識別符号**として追加され、より明確になっています。個人識別符号が含まれる情報全体としても個人情報となります。

③ 匿名加工情報の新設

個人情報を加工して誰の情報かわからないようにすれば、事前に本人に対して第三者提供を行うことを通知しておくことで、第三者提供できるようになりました。ただし、この「**匿名加工情報**」については、作成者と受領者がいくつかの義務を負わなければなりません。

⑴ 作成者側の５つの義務

- **適正加工義務**

  規則に定められている「加工のルール」に従って、加工しなければなりません。

- **安全管理措置**

  規則に定められている「安全管理措置」のルールに従って、匿名加工情報を安全に管理しなければなりません。

- **公表義務**

匿名加工情報を作成した後、その匿名加工情報に含まれている個人に関する情報の項目を公表しなければなりません。

・**第三者提供時の公表・明示義務**

匿名加工情報を第三者に提供するときは、提供する情報に含まれる個人に関する情報の項目とその提供の方法を公表しなければいけません。

・**識別行為の禁止義務**

匿名加工情報と他の情報を照合して、元の個人情報の本人を識別することは、匿名加工情報を認めた意味がなくなるので、禁じられています。

⑵　受領者側の３つの義務

個人情報を受領する側にも、次の３つの義務があります。

・安全管理措置
・第三者提供時の公表・明示義務
・識別行為の禁止義務

④　要配慮個人情報の新設

差別や偏見につながる可能性のある人種・信条・**病歴**などが含まれる個人情報を「**要配慮個人情報**」として、本人の同意なく集めたり外部に提供したりすることが禁止されました。

個人情報を第三者提供する場合、オプトアウト手続きを整備していれば、事業者は提供が可能です。しかし要配慮個人情報は、匿名加工情報にしなければ、オプトアウトは認められません。

⑤　トレーサビリティの確保

漏えいした個人情報の流通経路（**トレーサビリティ**）をたどることがで

きるようになりました。提供者・受領者にはトレーサビリティを確保するためのいくつかの義務があります。

(1) 提供者の義務

・提供した年月日や受領者の氏名、住所など、所定の事項を記録し、一定の期間保存しなければならない。

受領者から自身の身元や個人情報の取得の経緯について確認を求められたときは、その事項を偽ってはならない。

(2) 受領者の義務

・提供者の氏名や住所などの個人情報の取得の経緯を確認しなければならない。

・確認した事項や提供された年月日など、所定の事項を記録し、一定の期間保存しなければならない。

この改正個人情報保護法によって、医療情報は要配慮個人情報となり、オプトアウトで第三者に提供ができなくなりました。これにより想定外のところに情報が流出することは防止できます。しかし医療情報の匿名化は現実には困難です。このため、日本の医学研究や医薬品・医療機器開発などの医療周辺産業の発展に、悪影響を与える恐れがありました。

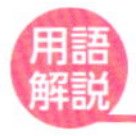

オプトアウト(Optout)

本人が識別される個人データの第三者への提供を、本人の求めに応じて**停止する**ことをオプトアウト方式による第三者提供といいます。つまり拒否の意思表示がない限り第三者提供できる仕組みです。要配慮個人情報でない限り、次の5つの事項を本人に通知または本人が容易に知り得る状態に置き、かつ個人情報保護委員会に届け出ることが条件となっています。

1　第三者への提供を利用目的とすること
2　第三者に提供される個人データの項目
3　第三者への提供の方法
4　本人の求めに応じて当該本人が識別される個人データの第三者への提供を停止すること
5　本人の求めを受け付ける方法

次世代医療基盤法

2017年施行の改正個人情報保護法で定められたように、医療機関が医療情報を第三者提供する際に、特定の目的ごとに本人同意を得たり、**匿名加工**したりすることは困難です。そこでオプトアウト方式で、患者本人に拒否されない限り、医療機関が医療情報を**認定匿名加工医療情報作成事業者**に提供できるようにしたことが、次世代医療基盤法の大きなポイントです。つまり本人が提供を拒否しなければ、認定事業者に対して個人の医療情報を提供できるようにしました。

このように医療情報を匿名加工して、大学や製薬企業の研究開発などでの活用を可能にする仕組みを定めた法律が「次世代医療基盤法（正式名称：医療分野の研究開発に資するための匿名加工医療情報に関する法律）」なのです。この法整備により、安心な匿名加工された医療情報を利活用することで、先端的研究開発や新産業の創出を促進することができるようになりました（図1-13）。

なお次世代医療基盤法では、この認定匿名加工医療情報作成事業者に対して、匿名加工情報の第三者提供が認められていますが、識別行為の禁止や安全管理措置などの義務も課せられています。

図1-13 匿名加工された医療情報の利活用

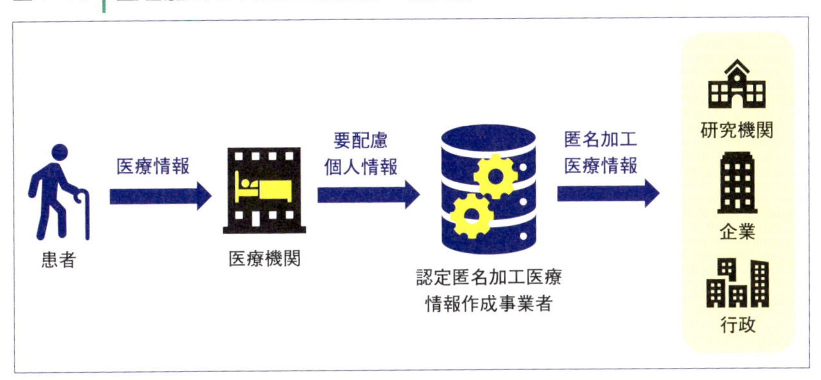

医薬品医療機器等法

従来、薬事法と呼ばれていた法律が、2014年に大きく改正されて「医薬品、医療機器等の品質、有効性及び安全性の確保等に関する法律」（略称：医薬品医療機器等法、薬機法）となりました。

改正の目的は、医療機器の品質、有効性および安全性の確保にあり、国際的な整合性や企業活動の多様化など、社会経済情勢の変化にも対応しています。

医薬品、医薬部外品、化粧品、医療機器を網羅する薬機法は、ヘルスケア事業者にとって非常に重要な法律です。薬機法の詳細は本書では省きますが、以下に今回の主な変更点を示します。

・医療機器に関わるカテゴリーと安全対策の抜本的見直し
・再生医療などの進展に対応した安全確保対策の充実

・医薬品や医療機器の安全対策強化のため、添付文書の届出を義務化

ここでは、厚生労働省が公開した資料「AI技術を利用した医療機器の医薬品医療機器法上の取扱にかかる対応について」を取り上げます。

これによると、「AI技術を用いた製品のうち、その使用目的や提供形態等から医療機器に該当するものは、医薬品療機器法に基づき安全性、有効性の確保が行われる」とあります。薬機法では、汎用PCなどにインストールすることで、医療機器となるプログラムを「**医療機器プログラム**」として規制対象になっています。

ただし、個々のプログラムが医療機器に相当するかどうかは、治療方針などの決定に対する寄与の大きさと、不具合が生じたときのリスクなどを勘案して判断します。またプログラムの場合、「一般医療機器（クラスⅠ）」相当のものは規制対象から外されています（図1-14)。なおAI技術を利用した医療ソフトウェアで薬機法の認可を受けたのは、2018年末時点で1件しかありません。

米国で医療機関が医療機器を利用するには、FDAの認可が必要となります。すでにAI技術を利用した複数のソフトウェアや医療機器が、FDA認可を受けています。しかしFDAが認可したAI技術を利用した医療ソフトウェアは、ソフトウェアを販売する前に**アルゴリズム**や**学習済みモデル**を「凍結」し、ソフトウェアの変更や再学習をする際には、再認可のプロセスを経るよう求めています。これは新たな**教師データ**で再学習させることで、モデルが劣化する可能性があるからです。ところがAIシステムは、常に新しい教師データを使用して性能を継続的に改善し、進化し続けるところに大きなメリットがあります。このためFDAのAIシステム規制は、継続的に議論がされています。同様な議論は、日本の薬機法でも検討されています。

図1-14　薬機法における医療機器の分類

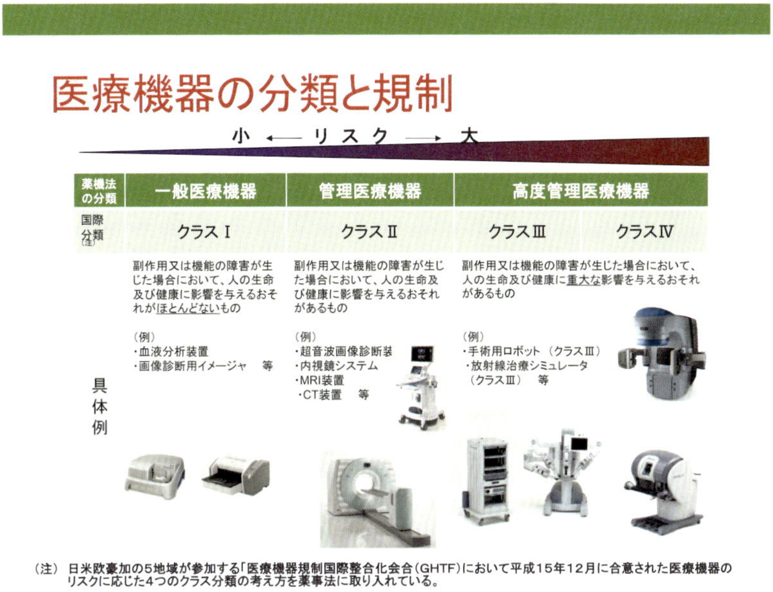

医療機器の分類と規制

小 ←― リスク ―→ 大

薬機法の分類	一般医療機器	管理医療機器	高度管理医療機器	
国際分類(注)	クラスⅠ	クラスⅡ	クラスⅢ	クラスⅣ
具体例	副作用又は機能の障害が生じた場合において、人の生命及び健康に影響を与えるおそれがほとんどないもの （例） ・血液分析装置 ・画像診断用イメージャ　等	副作用又は機能の障害が生じた場合において、人の生命及び健康に影響を与えるおそれがあるもの （例） ・超音波画像診断装 ・内視鏡システム ・MRI装置 ・CT装置　等	副作用又は機能の障害が生じた場合において、人の生命及び健康に重大な影響を与えるおそれがあるもの （例） ・手術用ロボット（クラスⅢ） ・放射線治療シミュレータ（クラスⅢ）　等	

（注）日米欧豪加の5地域が参加する「医療機器規制国際整合化会合（GHTF）において平成15年12月に合意された医療機器のリスクに応じた4つのクラス分類の考え方を薬事法に取り入れている。

出典：京都府　平成29年度薬事講習会　第２回　薬事講習会　資料「医療機器プログラムを取り巻く法制度と最新の動向について」
https://www.pref.kyoto.jp/yakumu/documents/kouen1.pdf

column 人工知能の夢

人工知能を夢見たアラン・チューリングは、1912年に生まれています。両親がインドに赴任していたため、英国の知人の家に兄とともに預けられました。幼い頃から科学と数学の才能を発揮していたチューリングは、エドウィン・ブリュースターの「すべての子どもが知っておきたい自然の不思議”Natural Wonders Every Child Should Know”」という本が愛読書でした。その本には、有名な一節があります。「もちろん体は機械みたいなものだ。ものすごく複雑な機械で、人間の手で作られたどんな機械よりも、ず

column

っとずっと複雑だ。でもやっぱり機械なのだ」

チューリングはケンブリッジ大学で学び、数学で優秀な成績を修めて卒業しています。その後、キングス・カレッジのフェローに選ばれ、1936年に“On computable numbers, with an application to the Entscheidungsproblem”という有名な論文を発表しました。そこで「万能チューリング・マシン」という非常に重要な概念を打ち出しています。

それは、旋盤とか紡績機のように単機能の機械を多種類作るのではなく、機械が1本のテープから順番に命令を読みだしていくことで、様々な仕事ができる万能マシンを作ることが可能だ、という画期的な概念でした。多種多様な作業を行うために、エンジニアは多種多様な機械を無限に作る必要はなく、万能マシンをプログラムすればよいと。この考え方は、現在のコンピューターの基本アーキテクチャーを確定する、重要な理論なのです。

第二次世界大戦が始まると、チューリングは当時解読不可能といわれたドイツ軍のエニグマ式暗号機を解読するためのチームで、働くようになりました。1941年になると、チューリングは電気機械式の暗号解読装置を生み出し、その結果ノルマンディー上陸作戦が成功したのです。この偉業によって、終戦が大幅に早まったといわれています。

英国がエニグマの暗号解読に精力を傾けていた頃、米国では大砲の弾道計算のために、ペンシルバニア大学のムーア校で、モークリーとエッカートを中心に真空管方式の計算機ENIACを開発していました。18,000本近い真空管を使用した30トンもの巨大な装置のENIACは終戦後に完成しています。このENIACは、1946年2月に一般公開されて大きく報道されることになります。これが世界初のコンピューターと呼ばれているものです。英国政府は米国と対照的に、暗号解読機を軍事機密として一切を隠蔽し、チューリングの功績はまったく世の中に知られることはありませんでした。

終戦後、チューリングは暗号解読を続けることはしていません。戦前から考えていた、人間の脳の思考モデルを機械で実現する「電子脳”Electronic Brain”」と呼ばれるマシンの開発を目指したのです。そして国立物理学研究所で、英国で初のプログラム内蔵型コンピューター”ACE”の設計を行います。さらにマンチェスター大学に移ると、初期のコンピューターManchester Mark Iのソフトウェア開発に従事しました。

そして1950年に「計算する機械と知性」という論文で、著名な「**チューリング・テスト**（→P36）」を発表。この論文は、次のように始まっています。「私は『機械は思考できるか』という問題を検討することを提案する。そのためには、まず『機械』と『思考』という言葉の定義から始めなくてはならない」

ところが1952年、チューリングは警察に逮捕されてしまいます。罪状は当時の英国では違法だった同性愛の罪でした。裁判で有罪となったチューリングは自宅で毒リンゴをかじり、死んでいるのが発見されます。人工的に人間の脳を創るという天才チューリングの夢は、そこで途絶えてしまったのです。

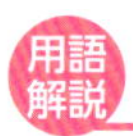

チューリング・テスト

チューリング・テストとは、知能を定義するための思考実験です。人間の審査員がテキストで質問して、その返答がプログラム生成なのか人間の回答なのかを区別できなかったら、そのプログラムには知能がある、というものです。

チューリングの死後60年の命日に開催された「Turing Test 2014」で、初めて合格したプログラムが登場しています。テストは５分間のテキストチャットで行われ、質問内容は自由です。ただ「ウクライナ在住の13歳」という設定で、５分間だから審査員を騙せたという批判もあります。

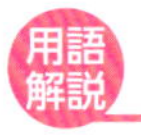

中国語の部屋

チューリング・テストに対して、哲学者ジョン・サールの『中国語の部屋』という反論があります。これは、次のような思考実験です。中国語がわからない人が部屋にいたとします。その部屋には分厚いマニュアルがあり、中国語がわからなくても、中国語の文字列を、書いてある通りの文字列に置き換えると、中国語で返事ができます。中国人が紙に質問を書くと、完璧な返事をしてくるので、この部屋の人は中国語を理解していると考えるだろう、というものです。

つまり、中国語の受け答えができるだけでは、中国語を理解しているとは限らないことになります。同様に、知能があるような受け答えができても、本当に知能があるかどうかはわからない、という反論です。

PART 2

人工知能とは何か

こんなとき、AIがあれば……

医師たちのつぶやき②

▶ 9：10　外来にて

患者さん：（この医者、パソコンばかり見て、ちっともこっち見ないぞ）

外来医師：（処方、検査、病歴、次回の予約か、全部入れながらの診察は疲れるわ……）

▶ 10：00　病院の廊下

内科医：「先生が異常なしって読影したあの症例、がんかも。見落としじゃないの？」

読影医：（数千枚読ませて、全部見落とすなだと？　それは厳しいよな）

人工知能とは何か

それでは、現在一般に「人工知能（AI）」と呼ばれているものが、いったいどのようなものなのかを説明しましょう。
初めに言わなければならないことは、今の「人工知能」が、「人工の知能」だと思っていたら、それは間違いです。そのような「人工的に創られた知能」などは存在していませんし、今のところ実現できるめども立っていません。

人工知能に対して漠然とした不安を感じている人もいるようですが、ご安心ください。当面ですが「人工知能」は、指示されたことしかできないコンピューターのプログラムでしかありません。

近年になってマスコミや世間で、人工知能とかAIと呼ばれているものは、今から説明する**機械学習**や**ディープラーニング**（**深層学習**）などの技術を指しており、非常に曖昧な概念でしかありません。研究者の間でも「人工知能」の定義に関して昔から議論百出しており、明確な定義はなされていません。人工知能とは、あくまで研究テーマであり、目指しているものでしかないのです。

それでは、単なるコンピュータープログラムでしかないものが、なぜ画期的なものとして騒がれているのでしょうか。その理由としては、囲碁、将棋、チェスなどで、近年人間を圧倒しているからでしょう。このようなボードゲームでは、人間の知力が互いにぶつかり合うため、そこでの勝者は高度な知性を持ったものと一般に思われています。

確かに「ディープラーニング」というAIテクノロジーの登場以降、囲碁や将棋の世界では、コンピューターが世界チャンピオンを破るようになりました。しかし、このようなボードゲームは「**完全情報ゲーム**」と呼ばれ、簡単なルールと盤面を見れば全ての情報がある、いわば閉じた世界です。現在の人工知能と呼ばれているプログラムは、この閉じた世界の中でなら、その優れた能力を発揮できます。このように、閉じた世界で限定された目的のために研究開発された人工知能は、「**特化型人工知能**」とか「**弱い人工知能**」と呼ばれています。

これに対して、現実の世界は単純ではありません。人間は、たとえルールがあっても守られるとは限らない複雑怪奇で混沌とした世界のなかで、知恵を駆使して生きてきました。もしコンピューターが、そんな現実世界で「正しい判断」ができたなら、それこそが本物の人工知能なのです。これが「**汎用人工知能**」とか「**強い人工知能**」と呼ばれるものですが、どうすれば実現できるのかはいまだに暗中模索の状況です。

では、なぜ人工的な「知能」をいまだに実現できないのでしょうか。その原因の１つは、そもそも「知能」を明確に定義できていないという状況があります。定義すらできていないものはアプローチ方法が不明確なこともありますが、たとえ実現できたといったところで、本物かどうかを判断することができません。

「知能検査」があるではないか、という意見もあると思いますが、空間認識能力や数学的能力を主に測る知能テストは、知能のごく一部しか測れません。創造力や言語能力、芸術的センスやコミュニケーション能力までも知能の範疇に入るなら、今のところ測りようがありません。この知能とは何かという命題は、はるかギリシャ時代から延々と議論されてきた哲学のテーマでした。

人工知能に対して現在どのように研究開発しているかを、これから説明します。今のところ、生物の脳をモデルにしたアプローチ方法が、AIテクノロジーとして最も成功しています。しかし、空を飛びたいという夢をかなえた飛行機は、鳥の羽ばたきをモデルにしたアプローチ方法から離れることで、実現することができました。汎用人工知能は、もしかすると現在のアプローチ方法から飛躍することで、実現するのかもしれません。

機械学習とは

図2-1 機械学習の種類

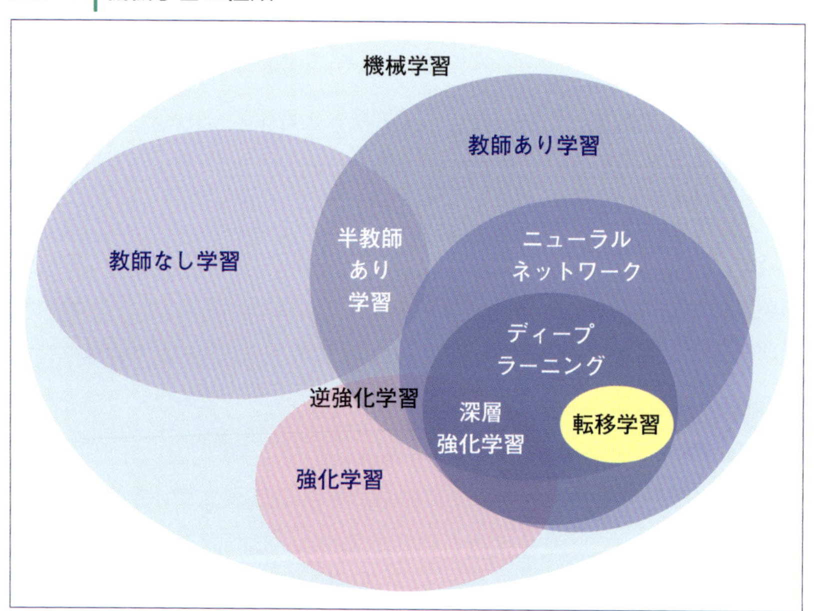

それでは、AIテクノロジーの原点である機械学習から説明しましょう。まず、様々な種類に分けられる機械学習を整理して紹介します（図2-1）。

図にあるように、機械学習を大きく分けると、**教師あり学習**と**教師なし学習**、さらに**強化学習**となります。教師あり学習は、その名の通り教師データを必要とする機械学習であり、教師なし学習は答えを教えない機械学習です。強化学習は、答えのわからない問題に対して、試行錯誤しながら答えを探していく機械学習です。

近年大成功を収めた**ニューラルネットワーク**は、基本的に教師あり学習に分類されます。ニューラルネットワークは後ほど詳しく解説しますが、脳の神経細胞をモデルとしたもので、階層型のネットワーク構造になっています。AIテクノロジーで最も有名なディープラーニングは、ニューラルネットワークの中でも、ネットワークの階層構造が特に深いものを指しています。別名で、**ディープニューラルネットワーク**（**DNN**）ともいいます。

転移学習だけは、この分類方法の観点からは少し異なっています。ディープラーニングは大量の教師データを必要とするのですが、この転移学習は、ディープラーニングの学習済みモデルを、教師データが足りない別の領域に適用しようという最近注目の実用的モデルです。

機械学習であるニューラルネットワークが、なぜ人工知能の中心的技術として用いられるようになったのでしょうか。機械学習も、従来からあるソフトウェアと同様に、同じコンピューターで動作するソフトウェアです。では他のソフトウェアと、どこが異なるのかを比較して説明します(図2-2)。

図2-2 | 手続き型プログラムと機械学習の比較

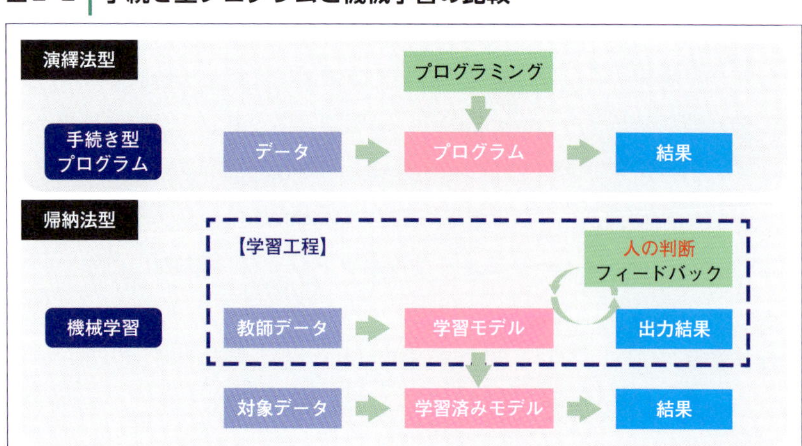

コンピューターが利用しているソフトウェアのほとんどは、プログラマーが様々なケースを想定して、処理手続き・ロジックを設計します。そのロジックをプログラミングするので、**演繹法型**といえます。これに対して機械学習は、最初に教師データを用いて「**学習**」します。この学習結果である学習済みモデルが、プログラムに相当します。すなわち結果からロジックを推論しているので、**帰納法型**といえるでしょう。この学習済みモデルができると、機械学習は対象データを処理することができるようになります。つまり教師データがあれば、プログラミングが不要なのです。逆に言うと、あらゆるケースを含んだ教師データがないと、機械学習は適切な処理ができないともいえます。これが機械学習を用いている人工知能で、データが重要となる理由です。

予測の仕組み

機械学習はデータからロジックを推論しますが、手法としては**統計学**が基本となっていると考えると理解しやすいでしょう（→P46）。機械学習は主に「予測」や「分類」で用いられていますが、ここでは最も利用されている「予測」の領域で説明します。

製造業や販売業などの多くの企業では、需要予測や売上げ予測は大変重要です。機械学習が、この予測をどのように行っているか、図2-3にある簡単な例題を用いて説明します。

図2-3 予測の仕組み

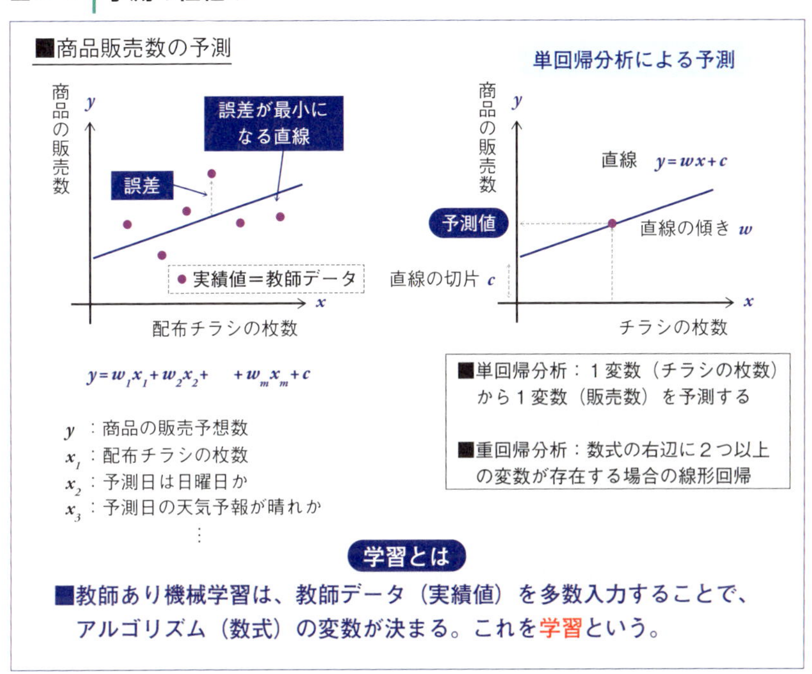

ある商店がチラシを配布して、商品を販売しようとします。その商品が何個売れるかの予測は、チラシの配布数、販売日の曜日、その日の天候などによって変動します。つまり商品の販売数に影響を与える「因子（説明変数）」は多数あります。ここでは単純化して「チラシの枚数」だけとし、過去の販売実績からチラシ枚数と商品販売数を、図2-3のようにグ

ラフにプロットします。

ここでチラシが多いほど販売数が増えるような傾向が、大まかにあったとします。左のグラフは、今までの実績値と誤差が最小になるように、**最尤推定**を用いて直線を引いたものです。

図2-4 最尤推定

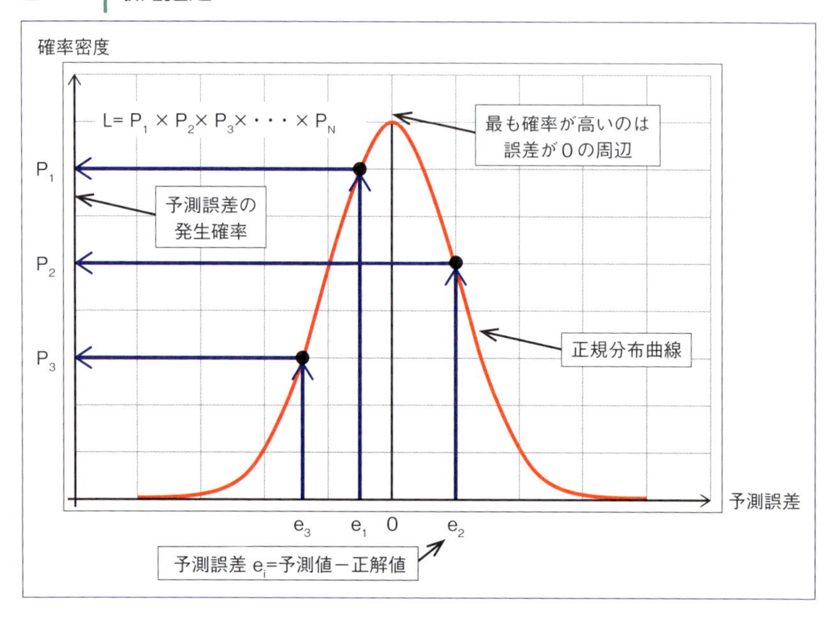

最尤推定とは、図2-4のように、予測誤差が正規分布に従って発生すると仮定した場合、誤差ゼロ付近に最も多くなるようにパラメーターを設定する手法です。得られた直線式にチラシ枚数xを入力すると、販売予想数yが求められます。これが最も単純な**単回帰分析**の手法です。この数式の右辺に複数の変数があると、**重回帰分析**になり、複雑な数式になってきますが、考え方は同じです。

機械学習において、単回帰分析や重回帰分析のような分析手法がアルゴリズムで、それをモデル化した数式を用いています。そして教師データとは、この場合過去の実績値のことになります。教師データを入力することで、この式の傾き**w**や切片**c**のパラメーターが自動的に決まります。

このようにして、機械学習では分析手法（アルゴリズム）を選択して、その数式と実績値（教師データ）を用いることで「予測」を行います。教師データから予測式の変数が自動的に決まるので、学習すると呼ばれます。

基本的に機械学習で数値予測をする場合には、対象となる課題に対して、どんなデータなら大量に入手可能なのかを調べ、そしてどのアルゴリズムを使うか決める必要があります。

例えば糖尿病の発症リスクを予測するモデルを開発する場合なら、性別や年齢、BMIなどの簡単なデータだけで行うのか、それとも数年分の血液データも利用するのかを決めます。そして血液データもHbA1cか空腹時血糖か、その他のデータも利用するのか判断します。さらにアルゴリズムは、単回帰なのか重回帰なのかロジスティック回帰なのかを選びます。

そしてそれらのデータとアルゴリズムを用いて実験し、得られた予測結果と実データを比較して検証します。入手したデータや事前に決めた判断が適切でないと、満足する予測結果は得られません。期待する結果が得られるまで、何度もデータの種別、アルゴリズムとそのパラメーターを変更し修正しながら繰り返すことで、予測モデルを開発します。

機械学習を用いればどんな予測もできるのかというと、そんなことはありません。機械学習は数式で表現可能なモデルを使うので、数学モデルで表現できないような事象、例えば説明変数が不明な事象、生命活動のように非線形事象などではあまり精度が出ません。

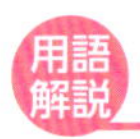

用語解説 統計学と機械学習の違い

現代医学において、臨床データの統計解析は欠かせないものとなっています。機械学習は統計学を基本としていますが、課題に対してのアプローチ方法が統計学とはまったく異なっています。

統計学も機械学習も、データを大量に利用してモデルを作ります。統計学は分析が目的なので、そのモデルを選定した根拠と検証結果が重要ですが、一般的に未知のデータに対しての予測に、大きな関心はありません。

それに対して機械学習で重要なことは、精度のよい予測モデルを作ることです。まだ不明の答えを予測することが最大の関心事であり、その根拠や意味は重要視されずに結果が全てとなります。そのため機械学習のツールで用意されているアルゴリズムにデータを放り込み、期待される結果が出るまでアルゴリズムを入れ替え、パラメーターを修正していく方法が一般的です。

したがって、理由は何であれ精度のよい予測結果が得たければ機械学習を、新薬の効果検証や行動分析などデータの意味や理由が必要となる場合には統計学を利用すればよいでしょう。

ニューラルネットワークとは

図2-5 ニューラルネットワークとは

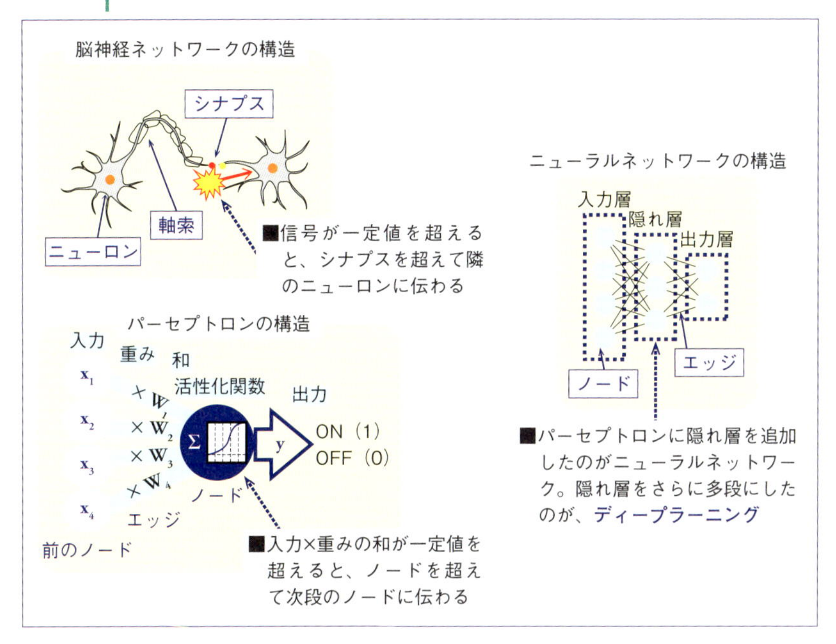

では次に、機械学習のなかでも近年急激に発達したニューラルネットワークとは、どのような仕組みになっているかを説明します。

このニューラルネットワークは、前節で説明した統計学をベースとする機械学習と大きく異なり、生物の脳をモデルとしています。図2-5にあるように、脳の神経ネットワークには**神経細胞ニューロン**、隣のニューロンと接合する部分**シナプス**があります。刺激があると、このニューロンから電気信号が発せられ、一定量以上の信号になるとシナプスが「発火」して化学物質が放出され、連結しているニューロンに信号が伝達されます。そして順々に信号が伝達されることで、脳全体に数百億のネットワークが構成されます。

ニューラルネットワークでは、ニューロンの役割を**ノード**、シナプスの役割を**エッジ**と呼び、各ノードが接続されてネットワークを構成しています。そしてノードの出力は、エッジで接続されている前のノードの値とエッジの重みを**活性化関数**で計算します。つまりノードへの入力が一定値を超えると、そのノードの出力はONとなり、次のノードに出力されます。このように、シナプスの仕組みを真似た構造となっています。この構造がニューラルネットワークの基本構造で、**パーセプトロン**と呼びます。図2-5にあるように、このパーセプトロンに**隠れ層**を追加したものがニューラルネットワークで、さらにこの隠れ層が多段になったものをディープラーニングと呼んでいるのです。

図2-6 誤差逆伝播法

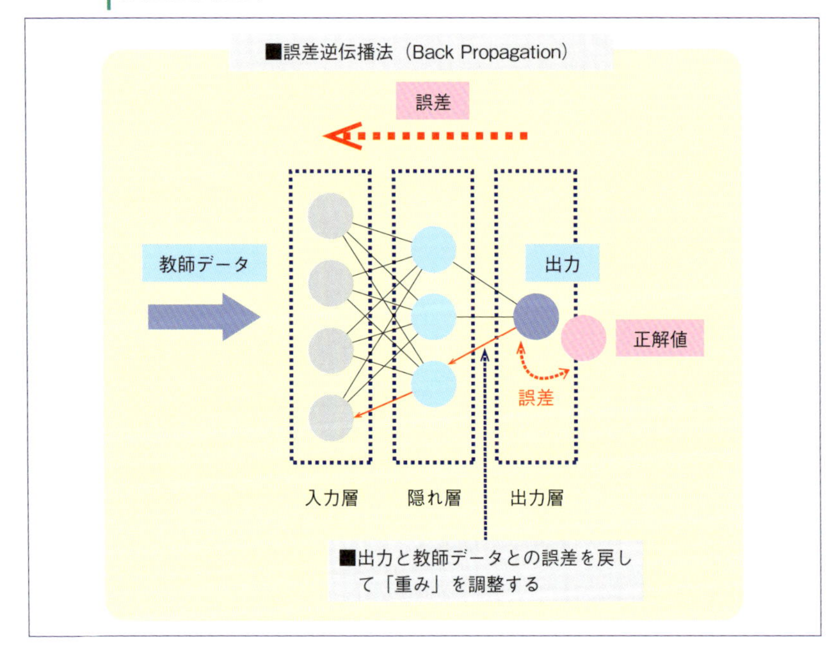

次に、このニューラルネットワークが「学習」できる仕組みを、概念で説明しましょう。図2-6のように、**入力層**に入ったデータは、順に伝達されて**出力層**から出力を得ます。教師データは、入力値と正解である出力値の組なので、ネットワークの出力値と正解値を比較します。そして誤差を各層に戻し、エッジの重みを調整することで、その誤差を減らします。この方法が**誤差逆伝播法（バックプロパゲーション）**です。

このようにしてニューラルネットワークは、大量の教師データを入力することにより、エッジの重みを調整して学習をしているのです。

ディープラーニングの仕組み

図2-7 ニューラルネットワークの仕組み

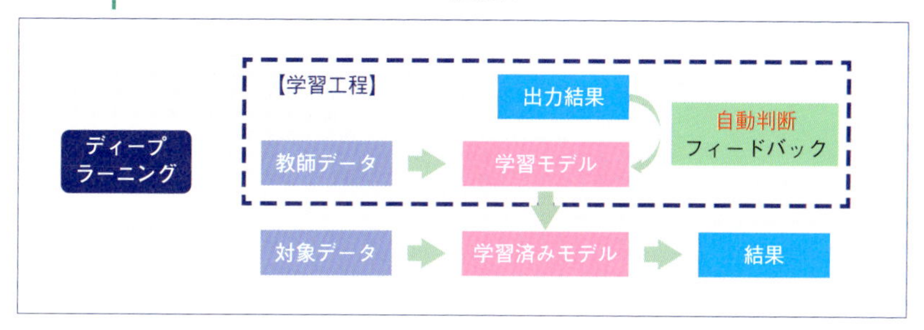

図2-7は、ニューラルネットワークの仕組みを、前節の機械学習の図と比較してモデル化しています。機械学習では出力結果を人が判断して、パラメーターやアルゴリズムを修正していました。しかしニューラルネットワークでは、前節で説明したように出力結果をフィードバックさせることで、自動で学習済みモデルを作ることができることが、最大の特徴です。

図2-8 ディープラーニングの学習

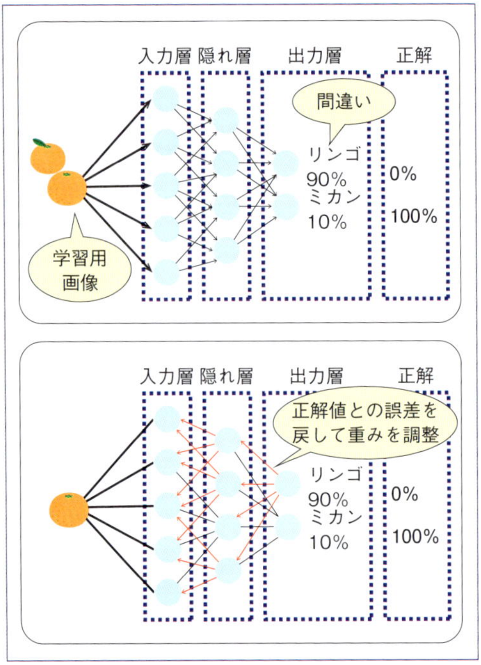

ディープラーニングは、このニューラルネットワークの隠れ層を、何百層にもすることで、複雑な画像でも学習することができるようになりました。図2-8はディープラーニングのネットワークが、ミカンを学習する模式図です。例えば、ミカンとリンゴを識別するためには、まずミカンとリンゴの画像を大量に入力しますが、この図はミカンの教師画像を入力した場面です。

出力層に判断した結果が確率で出力されますが、学習前はミカンもリンゴも区別できません。しかし**正解ラベル**から、誤差をフィードバックすることにより、次第に判断精度が向上していきます。ディープラーニングは、隠れ層の入力に近い浅い所では大まかな特徴を抽出し、次第に深い層で細かな違いを区別して学習していきます。こうすることで、他の機械学習では実現できなかった画像間の細かな区別ができるようになったのです。

このディープラーニングの分類性能を発揮させるためには、教師画像を何十万枚、何百万枚と学習させる必要があります。しかしそのためには、大きな問題があります。その一つは膨大な計算機資源・コンピューターパワーが必要なことです。以前は、この学習に必要なコンピューターパワーがなかったために、ニューラルネットワークの階層を増やすことは現実的ではありませんでした。しかし**GPU**という**高速画像処理プロセッサー**の活用が進んだことで、実用的な時間で学習が可能となり、近年急速にディープラーニングが発展したのです。

また他にも、教師データに正解ラベルをどうやって付加するか、という大きな問題があります。研究段階では、インターネットから膨大な画像を入手し、多くの研究機関が協力して正解ラベルを付与してきました。この作業を**アノテーション**（→P52）といいますが、実際のビジネス現場では、どのようにしてアノテーションをするかが最大の課題です。最近は、多くのビジネス分野でクラウドソーシングなどを利用して、低コストで大量にアノテーションを手作業で行っています。しかし医療画像におけるアノテーションは、専門家にしかできません。これをいかに解決するかが、医療AI分野の大きな課題になっています。

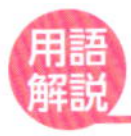

アノテーション

アノテーションとは、ディープラーニングを含む機械学習の分野で、教師データを作成するために、音声や画像、テキストなどのデータへ、タグを付加する作業のことです。機械学習はデータから学習するので、正確にタグ付けされた大量の教師データが必要です。このため、機械学習においてアノテーションは、必須の前処理となっています。最近、このアノテーションの作業を、専門に行う企業が日本にも登場しています。GoogleやAmazonなどでは、スマートスピーカーなどの音声認識性能を向上させるために、数万人規模のクラウドワーカーを世界中から募って、このアノテーションを行っています。

画像認識の仕組み

図2-9 今までの画像認識方法

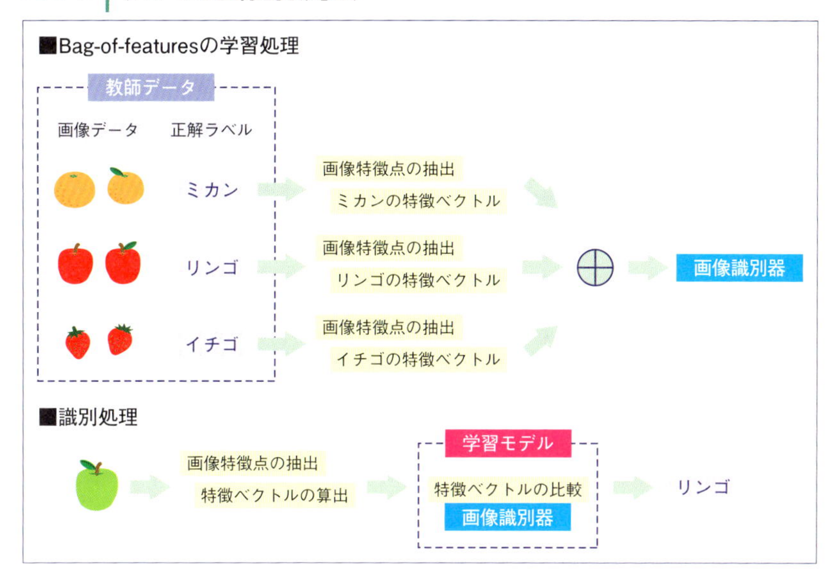

ディープラーニングの**画像認識**方法を説明するためには、今までの画像認識方法と比較すると理解が早いので、そちらから説明します。図2-9を参考にしてください。

画像を認識させるとは、入力された画像を分類してラベルを付与することです。つまり、リンゴの画像を入力して、リンゴに分類できたらリンゴを認識したことになります。ディープラーニングが登場するまでは、人が設計した画像の特徴を、入力画像から抽出して分類する機械学習の手法が一般的でした。この代表的な画像認識手法である**Bag-of-features**は、教師ありの機械学習アルゴリズムで、**画像特徴量**を利用します。この画像特徴量とは、隣り合う画素間の輝度値の差が大きい箇所である**画像特徴点**をベクトルで表したものです。

同じ種類の画像は、似たような部分を多く持っているはずです。そこで画像を切り出した部分（パッチ）で、似た部分が多ければ同じ種類と考えます。画像における各々のパッチの特徴点を集約し、**ベクトル化**したものが**特徴ベクトル**となります。この特徴ベクトルを用いて機械学習させ、**画像識別器**を作成します。

画像認識をさせるには、まず対象画像の特徴ベクトルを抽出します。そして画像識別器で、学習した特徴ベクトルと対象画像の特徴ベクトル間の距離を演算して、最も距離の近い特徴ベクトルの属するクラスに画像を分類します。

このBag-of-featuresは、画像を分解して**局所的特徴**を比較することで画像を認識させようとする手法です。**自然言語処理**で定番の手法**Bag-of-Words**が名前の由来になっています。しかしこの手法は、画像の輝度差がベースになっているため、輪郭のはっきりした箇所からしか特徴抽出できません。また位置関係や見え方の角度が変わると、違う画像と認識されてしまう弱点がありました。

図2-10 ディープラーニング（CNN）の学習処理

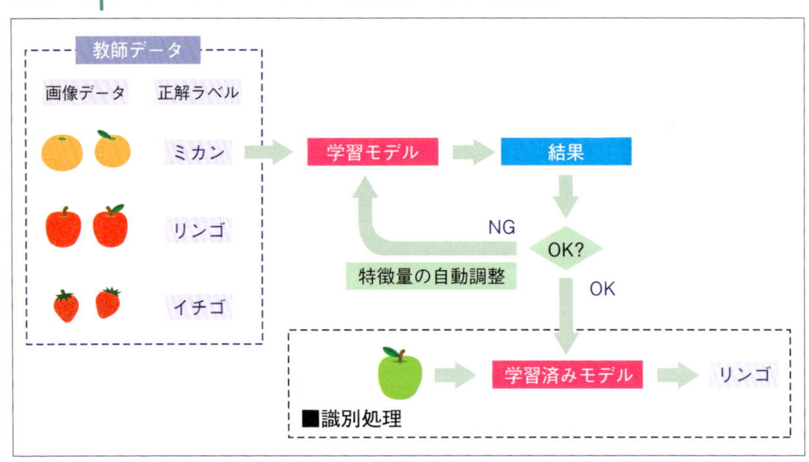

それに対してディープラーニングは、前節で説明したように学習することで、画像特徴量を自動で抽出できます。この学習済みモデルを画像識別器として用いることで、高性能な画像識別が可能になったのです（図2-10）。

CNNとは

ディープラーニングは、特に画像認識分野で華々しい成果を出しています。

世界的画像認識コンテストであるILSVRCにおいて、2011年のエラー率は最高でも25%程度でした。ところが2012年に登場した、**CNN**（Convolution Neural Network）は、これを一気に10%以上も改善しました。しかも多少の移動や回転があったり、サイズが異なっていたりしても認識が可能です。それまでのBag-of-featuresの弱点を、見事に克服できたため、CNNは一躍ブームとなり、ディープラーニングのなかでは最初に実用化が始まりました。

図2-11 生物の視覚野をモデルとしたCNN

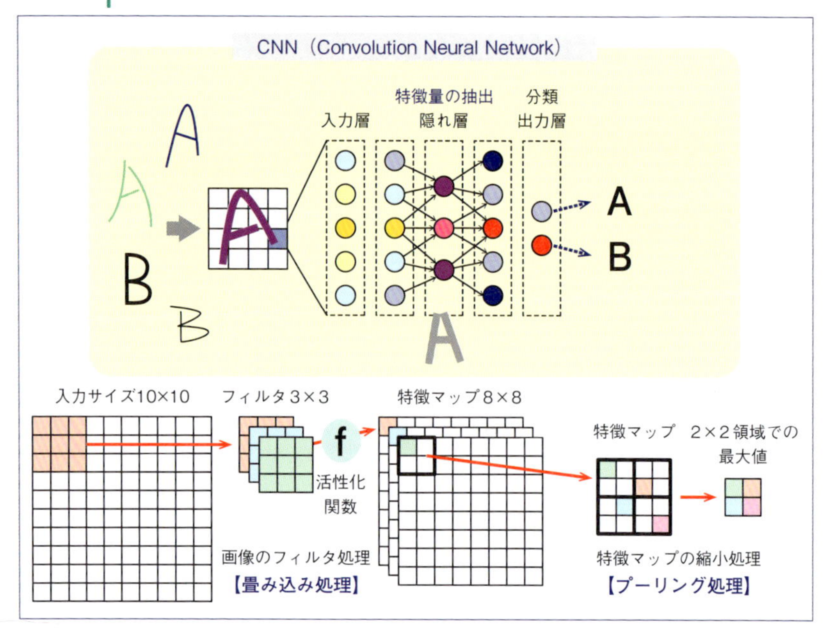

CNNは生物の**視覚野**をモデルとしています。図2-11にあるように、入力層、**畳み込み層**、**プーリング層**、出力層などから構成されています。この畳み込み層とプーリング層は、複数回繰り返して百層以上の深い層を形成しています。

画像データは、ピクセルが長方形状に並んでいるデータです。各ピクセルにはモノクロなら1つ、フルカラーならRGB3つの値（チャンネル）が入っています。畳み込み層とプーリング層は、画像の構造を活用した特殊な層で、出力も画像のような形式を取ります。まず畳み込み層ですが、入力画像全体に対して小さな矩形のフィルタで畳み込み処理を施し、**特徴マップ**を得ます。次のプーリング層では、畳み込み層から出力された特徴マップを縮小処理します。この畳み込み処理とプーリング処理を複数回繰り返すことで、次第に画像の**特徴量**が抽出されていきます。それまでの画像認識手法では、この特徴マップの作り方を人が設計していました。これを自動で抽出できることがCNNの画期的なところです。そして最後に２次元の特徴マップを１次元に展開し、出力層で分類してラベルを付与します。

画像には**局所性**という特性がありますが、これは画像の各ピクセルは近傍のピクセルと強い関係性があるということで、CNNの畳み込み処理はこれを利用しています。またCNNはプーリング処理により、対象物体が局所的に平行移動しても堅牢である**平行移動不変性**を得たので、画像認識に優れた特性を持つニューラルネットワークなのです。

図２-11では、CNNの途中の隠れ層のノード数を減らして再び元に戻しています。その理由は、減らしたノードからの出力データが、正解データからの誤差をフィードバックすることで、元のデータを復元できるなら、データを圧縮できたこと、すなわち画像の特徴を抽出できたことになります。この処理も何度も繰り返すことで、画像の特徴量をさらに抽出できるのです。

このようにしてCNNは、画像の持つ特性を有効に活用することで、高性能な画像認識を行っています。

RNNとは

図2-12 可変長データを扱えるRNN

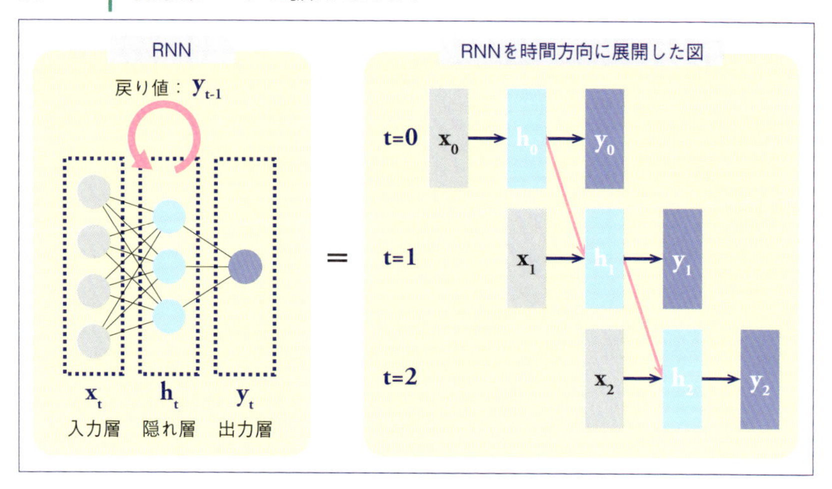

CNNが扱う画像データは２次元の矩形データでしたが、音声データや文字データなどは、可変長の時系列データです。この可変長データをニューラルネットワークで扱うため、隠れ層の値を再び隠れ層に入力するというネットワーク構造にしたのが、**RNN**（Recurrent Neural Network）です。

図2-12は、この隠れ層に戻すという操作を、時間軸方向に展開した図です。この図のように、t=0での隠れ層の出力h_0は、t=1での隠れ層に入力します。さらにh_1は、h_2に入力します。このように展開して考えると、隠れ層には、時系列的に過去のデータが入力されていることがわかると思います。

この展開したネットワークを利用して、RNNは誤差逆伝播法で学習できます。ただし誤差の計算方法は、通常のニューラルネットワークとは少し異なります。誤差は、最後の時刻Tから最初の時刻０へ向かって伝播していきます。したがって、時刻tにおける出力Y_tの誤差とは、時刻tにおける教師データとの差とt+1から伝播してきた誤差の和となります。つまりRNNは最後の時刻Tまでのデータがなければ学習できません。このため短時間のデータしか処理できませんでした。

図2-13 模式化したLSTMの構造

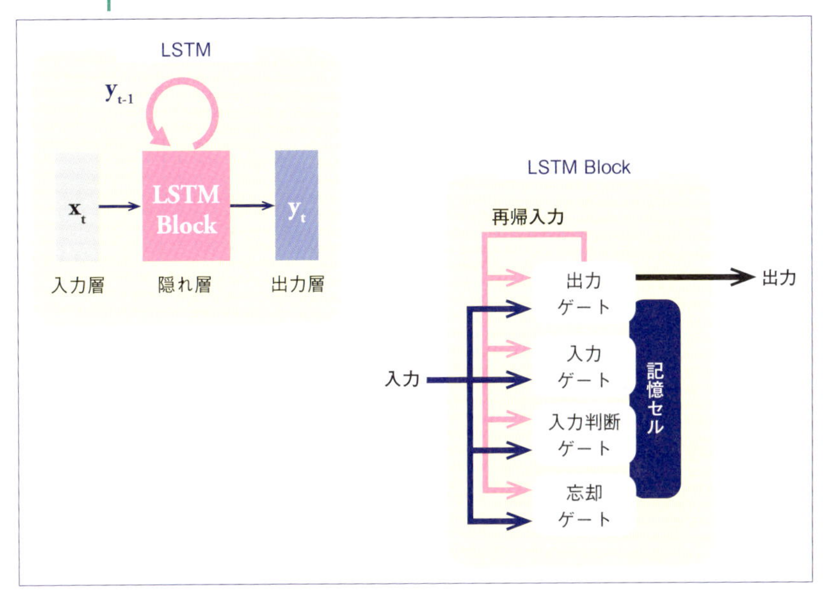

LSTM（Long Short-Term Memory）はRNNの欠点を解消し、長期の時系列データを学習することができる強力なモデルです。図2-13は、LSTMの構造を模式化したものです。LSTMは、記憶を保持できるLSTMブロックを隠れ層にしたものです。このLSTMブロックの内部構造は、図2-13のように**記憶セル・入力ゲート・入力判断ゲート・忘却ゲート・出力ゲート**で構成されています。複雑な構造をしているので、ここでは詳細な説明は省きます。

この構造により、ネットワーク全体のアーキテクチャーとは独立して、記憶ユニットに読み書き、保持、リセットが可能となり、長い時系列データでも長期記憶を保持できるようなりました。

画像生成とGAN

教師画像である大量の画像Aを学習して識別できるようになったネットワークに対して、画像Aに似た画像データを生成して入力し、この学習済みネットワークが画像Aと認識したら、画像Aと同等の画像が生成できたといえるでしょう。

この場合、教師画像つまり手本がなければ、画像は生成できません。この教師データを基にして、それと似た新しいデータを創るモデルを**生成モデル**と呼びます。そしてディープラーニングを用いた生成モデルとして有名な手法に、**敵対的生成ネットワーク**（Generative Adversarial Network：**GAN**）があります。

図2-14 GANの概念

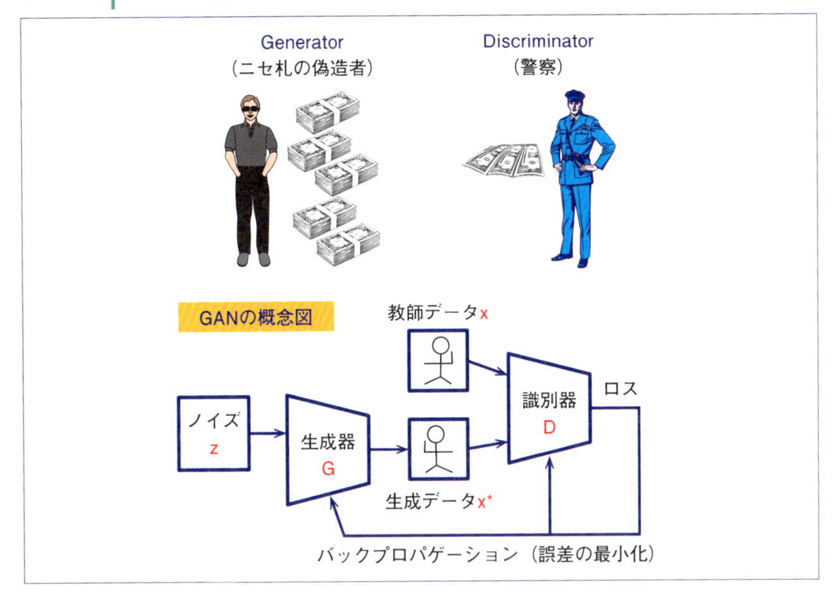

GANの基本的な考え方は、非常にユニークなアイデアが基になっています。ここでは詳細を省き、わかりやすい例え話で説明します。図2-14のイラストのように、ニセ札の偽造者と警察官の2名の登場人物がいるとします。偽造者は本物の紙幣と似たニセ札を造ります。警察官はニセ札を見破ろうとします。

下手なニセ札は簡単に警察官に見破られますが、偽造者の腕が上がって精巧なニセ札になっていくと、警察官もなんとかニセ札を見破ろうと頑張って見分けようとします。お互いに切磋琢磨していくと、最終的にはニセ札が本物の紙幣と区別がつかなくなるでしょう。

この関係をモデル化したのが、図2-14の下のモデルです。GANは偽造者である**生成器**Gと警察官の**識別器**Dの2つのディープラーニングで構成されています。生成器への初期データはノイズですが、教師データとの差分を生成器が学習していくと、次第に教師データと同じような画像を発生していきます。識別器は画像が教師データなのか、それとも生成されたものかを識別しようとします。最終的には、教師データとよく似た画像が生成できるようになります。

図2-15 画像の演算

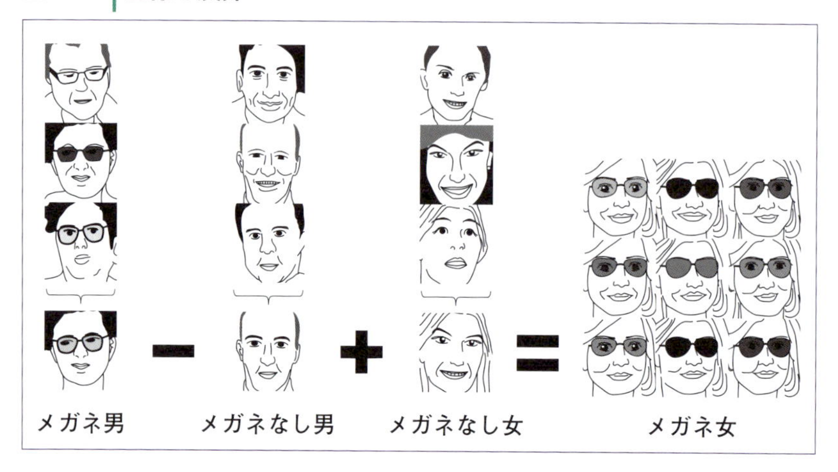

このGANは、機械学習において、この10年間で最も面白いアイデアといわれ、現在活発に研究が行われています。このためユニークな研究発表が相次いでおり、目が離せません。有名なのは、顔画像の合成です。図2-15のように、(メガネ男) − (メガネなし男) + (メガネなし女) → (メガネ女) のような画像同士を演算して、その画像を出力することができています。また低解像度画像から高解像度画像を生成することも行われています。

最近は、実際には存在していない人物の顔を生成したり、馬をシマウマに変換したり、単純な線画からリアルな画像を生成したりするなど、様々なことができるようになっています。

医療画像分野では、本物に近い画像を生成できる特徴を生かして、サンプル数が限られている医療画像を生成し、医療トレーニングに使うなどの事例もあります。

強化学習とは

2017年10月にAlphaGO Zeroは、囲碁の世界チャンピオンに勝った初代AlphaGOに全勝しました。しかもAlphaGO Zeroは、人間の棋譜を一切用いずに、囲碁のルールを学習しただけなのです。ここで用いられたのが**深層強化学習**というアルゴリズムです。

強化学習は、脳の学習メカニズムと似ており、長年研究されてきました。この深層強化学習は、強化学習にディープラーニングを組み合わせたものですが、AlphaGOのような画期的な成果が出たために、近年は研究が急激に活発化しています。

図 2-16 教師データが不要な強化学習

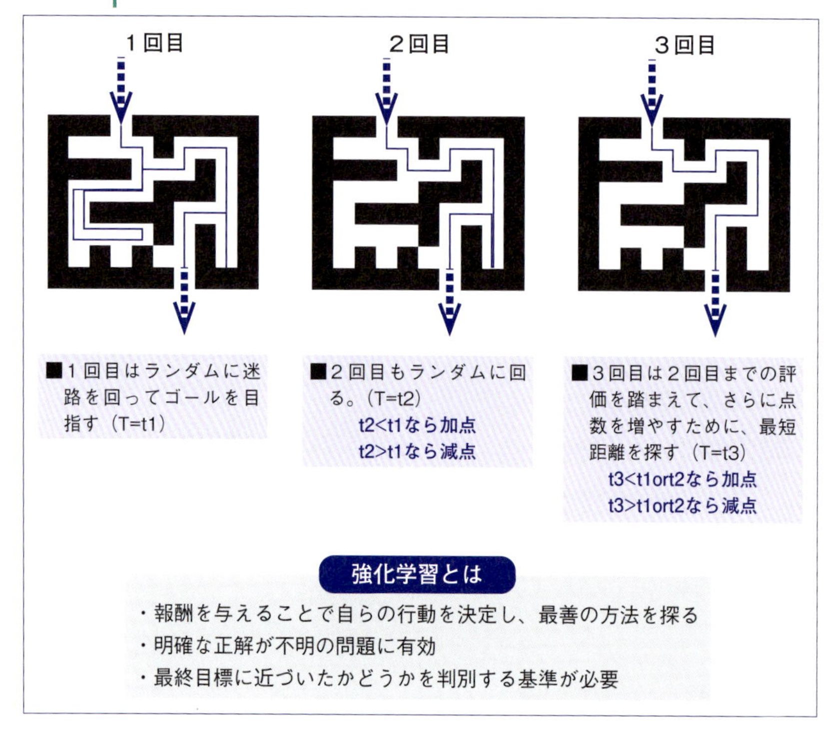

ここでは、まず強化学習について説明します。図 2-16を見てください。この図では、迷路の最短距離のルートを探しています。初めは、迷路の中をランダムに動いてゴールを目指します。２回目もランダムに動きますが、１回目のゴールタイムより良ければ加点され、悪ければ減点されます。３回目以降も前回までの評価を踏まえて、さらに点数が良くなるように最短距離を探します。このように強化学習は、教師データがなくても**数値目標**と**報酬**を与えることにより、行動を評価して自ら行動を選択できるので、学習を進めることができます。

この強化学習は、最短経路の探索やゲームの攻略など、教師データがなく明らかな正解が不明な問題で有効となります。ただし、最短経路問題なら「距離が短い」、ゲームなら「ハイスコア」のように、最終目標に近づいたかどうかを判断する明確な基準が必要です。

この説明だけでは、強化学習は魔法のテクノロジーのようですが、実際には様々な困難があります。強化学習が得意とする囲碁や将棋、チェスなどは完全情報ゲームと呼ばれています。これは、プレイヤーが盤面を見ればゲームの全ての情報を完全に把握できるからです。このため、盤面の客観的評価は可能となります。これに対してポーカーや麻雀などのゲームでは、隠れている情報があるため**不完全情報ゲーム**と呼ばれています。このような不完全情報ゲームでは、プレイヤーは正確な評価をすることができません。このため深層強化学習は、不完全情報ゲームにおいて、なかなか成果が上げられませんでした。

強化学習では、この試行錯誤しながら徐々に良い方策を見つけていく方法以外に、**状態の価値**を計算していく方法もあります。ここでは詳しい説明をしませんが、代表的な方法に**Q学習**（→P66）があります。このQ学習の価値計算を求める関数にニューラルネットワークを用いたのが、**DQN**（→P66）で、AlphaGOが用いた手法になります。

強化学習は、環境が変化しても適応できる能力があります。ロボットは摩耗したり壊れたりするので、運動制御をこの強化学習で適応力をつける学習ができると便利です。人間が住む現実の空間には、ゲームとは桁違いの不明因子が存在しています。それでもこの深層強化学習は、潜在力の高さから多様な研究が進められています。

Q学習

強化学習は教師あり学習と違って、主体的に良い方策を見つけて学習が行われます。この良い方策を見つける方法として、前述した試行錯誤をせずに、状態の価値を計算していく方法があります。この代表的な手法がQ学習です。例えば五目並べのようなボードゲームの場合、碁石を置ける盤上のすべての交点の価値を、初期値はゼロとして、ゲームが始まると周囲の交点の価値を使い再帰的に計算することが可能です。この交点の状態価値が高くなる方向の動作が「方策」になります。

強化学習は、その場でもらえる報酬ではなく、将来にわたる価値を最大化しようとしますが、この価値を計算する「**最適行動価値関数**」を推定することになります。そして**最適行動価値**（**Q値**）が、最も高い行動を選択するのですが、この計算は非常に困難です。そこで実際に行動して、次の時点での状態を確認しながら、Q値を計算して学習を進めていきます。

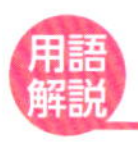

DQN(Deep Q-Network)

強化学習では、Q値に基づくアルゴリズムに大きな問題があります。規模の小さな環境下ではあまり問題になりませんが、大きな環境下では状態と行動のセットで表現されるQ値を保存する領域が、無限となってしまう**状態行動空間**の爆発が生じてしまいます。そこで、Q値をニューラルネットワークで近似することで、状態行動空間の爆発に対応したのがDQNです。このDQNを利用して成功したのが、AlphaGoです。

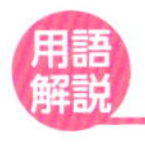

逆強化学習

強化学習は、報酬を得ることで最適な行動を選択しました。しかし現実世界はボードゲームと異なり、非常に複雑です。そのため報酬を設計することが困難な場合が多くあります。そこで熟練者の行動から逆に報酬を推定し、この表現しにくい報酬を求めたのが逆強化学習という手法です。

ディープラーニングの弱点と過学習

ディープラーニングは、画像認識において人の目をも凌駕することができます。しかしその精度を出すためには、大量の教師データが必要です。教師データが少ないと、**過学習**（over-fitting）という状態となり、うまく学習できません。全ての教師あり機械学習は、同じ性質を持っています。

図2-17 過学習により発生する誤差

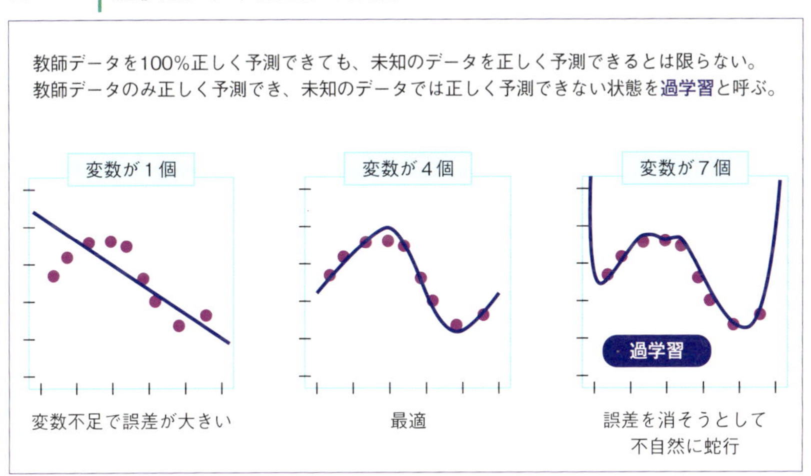

直観的にわかりやすいように簡単な機械学習の例で説明しますが、図2-17では多項式モデルを使用しています。教師データを与えると多項式の

変数のパラメーターを、コンピューターが自動的に決定します。図中の丸い点は教師データをプロットしたもので、線は教師データを基に誤差が最小になるように引いた線です。この３つのグラフは、多項式の変数を１個、４個、７個にした場合の例となります。

- 左のグラフでは、変数が１個つまり直線の式なので、実績値と大きな誤差が生じます。
- 中央のグラフは、変数を４個とした場合の多項式で、かなり実績値に近づきました。
- 右のグラフは、変数を７個に増やした場合の多項式ですが、実績値との些細な誤差を無理に消そうとして、データがない箇所では逆に大きな誤差が生じています（過学習）。

このように、教師データに合わせ過ぎた状態を過学習と呼び注意が必要です。このため線形モデルを用いた機械学習では、教師データとは別に正解付きの評価用のデータも用意して、過学習が生じていないかを検証する必要があります。もし過学習が生じている場合には、図2-17のように説明変数の数を減らして、モデルの表現力を減らしたりします。この操作は、誤差やノイズの多いデータを使用する場合に、モデルの表現力を減らすことにより、汎用的に使える能力、つまり**汎化性能**を得ています。

図2-18 | 訓練時と本番時の学習曲線

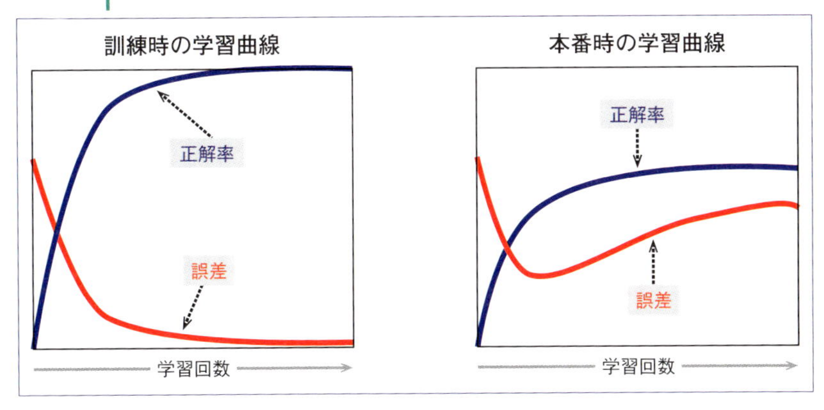

非線形モデルであるディープラーニングは、モデルの表現力が非常に高いため、教師データが少ないと顕著に過学習が生じます。これを学習曲線で表現したのが図2-18です。教師データで訓練すると、左のグラフのように誤差はどんどん減り、**正解率**は100%まで達します。しかし本番データに教師データになかった未知のデータがあると、右のグラフのように正解率が一定以上にならない症状となります。これも教師データに合わせ過ぎた状態なので過学習といいます。

ディープラーニングにおける過学習は非常に厄介で、訓練誤差が小さくても本番時の誤差・**汎化誤差**が大きい状態です。いわば、記憶力の高い学生が一夜漬けで教科書を「丸暗記」したようなもので、ちょっとひねった応用問題を出されると、手も足も出ないのと同じ状態です。

学生が真面目に応用問題まで勉強していると、同程度の応用問題まで解けるようになることと同様に、教師データが大量にあれば、この状態から抜け出せます。しかし実際の利用現場では、入手可能な教師データの数は限られている場合が大半です。したがって、その制約条件のなかでいかに精度良いモデルを得るのかを、実際の現場では試行錯誤しながら考えなければなりません。

ディープラーニングには、このような弱点があるため、AI技術を使えばどんな問題でも解決できるかのような考え方は禁物なのです。

説明可能なAI技術

ディープラーニングは、高い精度で画像認識などを行うことができますが、その判断根拠が人にはわからないという欠点があります。この欠点は、ディープラーニングを応用するアプリケーションによっては、大きな問題になると考えられます。

例えば医療現場において、医師が患者を診断する場合、医師の診断とAIの判断結果が異なることがあり得ます。この場合、AIが判断根拠を示せないと、医師はAIの判断を信頼できなくなるでしょう。また判断根拠がわからないと、その原因の検討ができず、AI導入のメリットが薄れてしまいます。

このため、AIに説明責任を求める動きが世界で活発化しています。EUでは**GDPR**（**一般データ保護規制**、→P73）の中で説明責任を課しており、日本でも総務省がAI利用者に対するアカウンタビリティを要求しています。

しかし現状では、ニューラルネットワークだけでなく機械学習の出力結果を、人間でも理解できる形式で説明する万能な方法は存在しません。しかも「説明」は、一般に計算コストが高く間違った説明もあり得ますので、注意が必要なのです。様々な手法が提案されていますが、現在は研究段階ですので、ここでは簡単な紹介にとどめます。

図 2-19 判断根拠の提示

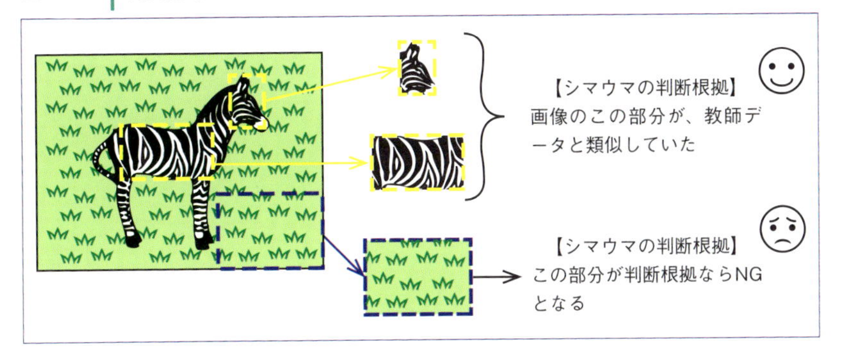

代表的な手法としては、予測の根拠となった特徴量や**訓練データ**を提示する方法があります（図 2-19）。

しかし説明するだけでよいのか、という問題もあります。説明は手段であり、本来の目的はユーザーが納得することです。いくら説明性が高いモデルを用いても、ユーザーがその説明に納得しなければ、AIの判断は信頼されないでしょう。このどうすればユーザーが納得する説明ができるのかが、大きな研究課題となっています。

図2-20 納得できる説明とは

糖尿病です。
根拠はXXです。
血糖値データが
根拠にないぞ！
AI
医師

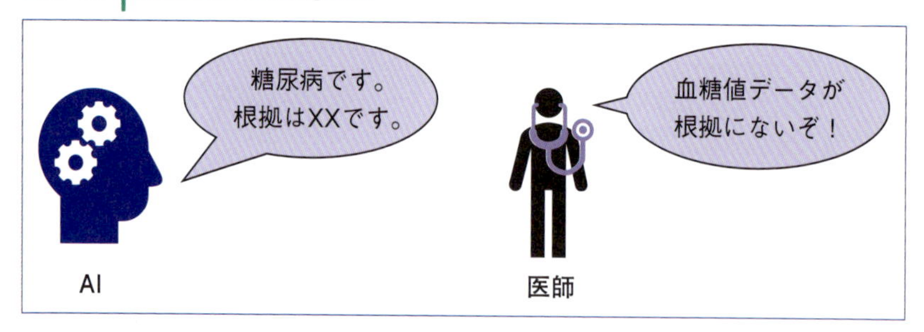

この問題に対してのアプローチ方法として、モデルを複数用意してユーザーに選ばせる方法、「ユーザーは説明から何をしたいのか」まで踏み込んで考えた専用モデルを設計する方法と、アイデアはいくつかあります。例えば医師がAIを**診断支援**に用いるなら、その判断根拠は血液検査結果のどの項目の値であるかを提示するなどが考えられます（図2-20）。

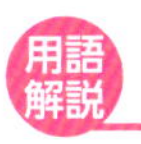

GDPR(General Data Protection Regulation)

GDPRとは、EUで2018年から施行された「一般データ保護規則」です。Web上にある個人を特定する、あらゆる情報を厳しく規制しています。

IPアドレスや**Cookie**のような、従来は対象外だったオンライン識別子も個人情報と見なしています。企業は、このような個人情報を取得する場合、自らの身元や連絡先、処理の目的、第三者提供の有無、保管期間などについて明記し、ユーザーの同意を得なければなりません。

GDPRに従わなかった場合、最大で企業の全世界年間売上高の４％以下、もしくは2,000万ユーロ（約26億円）以下の、いずれか高い方が適用される罰則があります。つまり違反すると、最低でも26億円を課せられてしまうことになります。

対象となるのはEU企業はもちろん、EUに子会社や支店などがあったり、EU向けの商品やサービスを提供したりしている企業も対象です。また、EU圏内にいるユーザーのWeb上の行動データを取得している場合も対象となります。

医療業界では、臨床研究用の患者データの扱いに、特に注意が必要となります。またEUにいる医師の情報、EU製品への問い合わせの際の連絡先などが対象となります。GDPRによって、個人情報の管理や保護をより強化することが必要です。

教師データ不足を補う手法

何度か説明したように、画像認識においてディープラーニングを利用しようとすると大量の教師データが必要となります。この弱点を解決する方法が続々と登場してきたので紹介します。

- **水増し（Data Augmentation）**
- **転移学習（Transfer learning）**
- **スパースモデリング（Sparse modeling）**

・Federated Learning

これ以外にも、遺伝的アルゴリズム（Genetic Algorithm、→P80）を用いた画像処理もありますが、ここでは省略します。

水増し

教師データが足りないなら似たようなデータを作ればいい、というシンプルな考え方が、**水増し**（**Data Augmentation**）です。「水増し」という日本語は意訳ですが、オリジナルの教師データを加工して、教師データを増量させるので適切な言葉ともいえます。画像処理において効果が高いので、主にCNNに用いられています。

ディープラーニングを開発するためのフレームワークには、最初からこの水増し機能の**ライブラリー**が、用意されているものも増えています。例えば、教師画像の前処理として、次のような画像処理機能があります。

・ノイズを加える
・平滑化処理
・拡大／縮小、変形処理
・明度、色相、コントラストの調整
・回転、反転、上下左右シフト
・トリミング、部分マスク

また、最新のGANを利用して、高品質な教師データを水増しする手法も登場しています。ただし水増しは、オリジナル画像データを変形させただけなので、オリジナル画像の特徴点が、大きく変わるわけではありません。また、実際にはあり得ないような画像データを「捏造」してしまうと、かえって画像認識率が下がる場合もありますので、注意が必要です。

転移学習

機械学習の種類を説明した図 2-1 に書きましたが、**転移学習**（**Transfer learning** /Fine tuning）という手法が、教師データ不足を解消する現実的な解決策として、2018年頃から急速に普及してきました。

転移学習は、ある領域（ドメイン）で学習したモデルを、別のドメインに使うことで、はるかに少ないデータで学習させる手法のことです。つまりデータ量の多いドメインで学習させたモデルを、データ量の少ないドメインに利用したり、シミュレーター環境での学習済みモデルを現実世界に適用したりする技術です。これは元のドメインと、転送先ドメインの間で、大域的な共通する特徴があるためです。

この転移学習を行う最大のメリットは、少ないデータで精度の高い学習結果を得ることができることです。また、何度も同じ学習を最初から行わなくてよいので、学習時間を大幅に削減できるメリットもあります。

図2-21 ディープラーニングの各層が持つ特徴量のイメージ

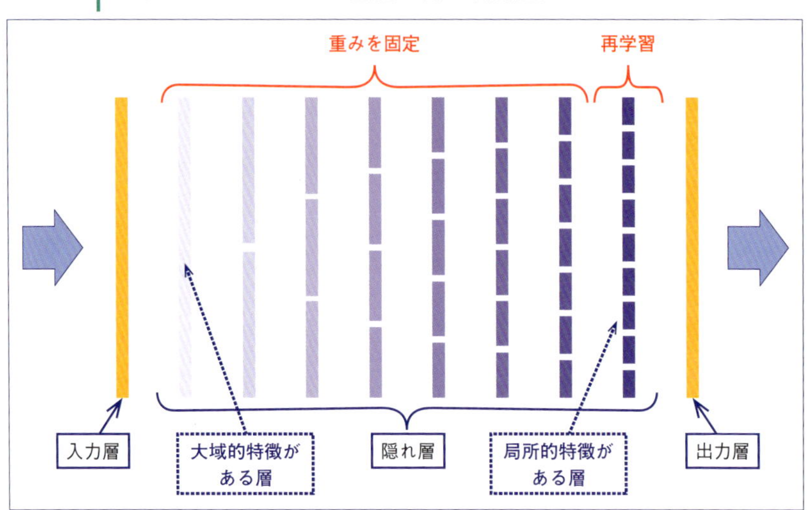

図2-21は、ディープラーニングの各層が持つ特徴量のイメージです。入力層に近い層には、画像の大まかな特徴があり、深い層になるほど細かな特徴が保持されています。したがって浅い層にある汎用的な特徴量を他に移せば、画像の細かな違いだけを再学習させるだけで、画像認識できるようになります。転移学習のやり方はいくつかあり、ネットワークのどの層までを固定し、どの層から再学習の重みを更新するかで変わってきます。

部品工場での品質検査において不良品の検出にCNNを応用する際、不良品画像が少なく教師データが足りないケースで、すでにこの転移学習が利用されています。

医療画像の分野でも、症例画像が少ないことやアノテーションが困難という問題から、CNNで十分な識別制度が得られないという課題があります。そこで、この転移学習による解決が現在研究段階にあります。

スパースモデリング

スパースモデリング（Sparse modeling）という手法は、ディープラーニングとは異なる画像処理技術で、少ないデータから情報を得ることが可能です。詳しい原理は避けますが、例え話で説明します。

英語は2,000種類の単語を知っていれば話せるそうです。しかし2,000種類の単語だけで文章を作成すると、どうしても表現が長くなり、長い文章になってしまいます。一方専門用語など数十万種類の単語を知っていれば、簡潔に表現できるでしょう。例えば「レセコン」を知っていれば一言で済みますが、知らなければ「医療報酬明細書の専用コンピューター」となってしまいます。スパースモデリングは、この数十万種類の単語を自在に扱って、簡潔な文章に組み立てる仕組みといえます。つまり自動的に「適切な特徴量」を選ぶので、データ量が少なくても学習できるのです。

しかしディープラーニングが、大量のデータから自動的に特徴量を抽出するのとは逆に、たくさんの特徴量のあるデータを準備する必要があります。

図 2-22は、スパースモデリングの応用例です。MRI（Magnetic Resonance Imaging）で、詳細な画像を取得しようとして高分解能でスキャンすると、どうしても検査時間が長くなります。これでは検査中のMRIからの大きな騒音と、体を動かせないことによって患者に大きな負担がかかります。また検査中に患者が体を動かすことによる、画質低下も懸念されます。

しかしスパースモデリングを使うことで、短時間で取得した少ない画像データからでも、ノイズの少ない鮮明な画像が得られるようになります。この技術は、GEやシーメンスなどのMRIメーカーで、今後用いられていくようです。

図2-22 スパースモデリングの応用例

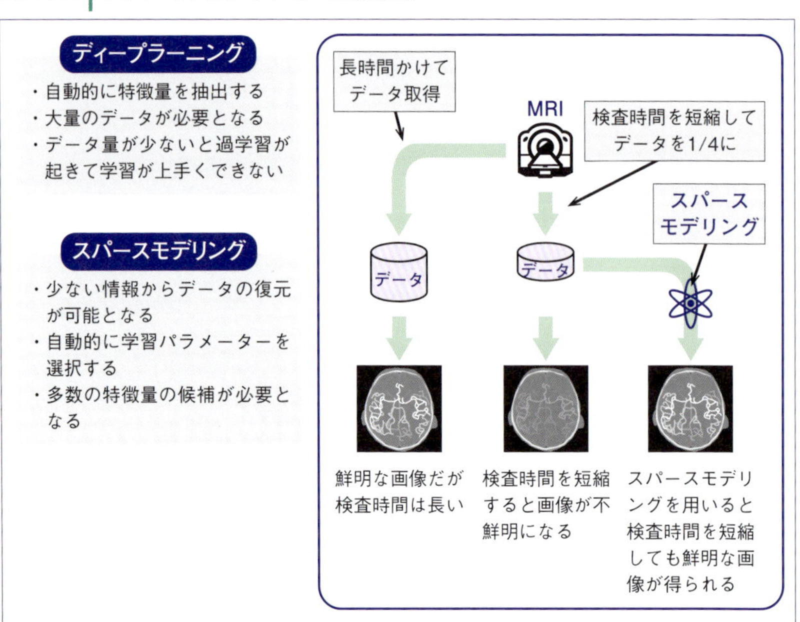

Federated Learning

Googleが2017年に発表したばかりの新しい**Federated Learning**は、大量のデータを1カ所に集めてモデルを訓練する機械学習アプローチとは、まったく異なる方法です。プライバシーが重要視されるヘルスケア分野で、大量の患者データを集約させる必要があるディープラーニングは、その適応を難しくしている状況が続いていました。しかし患者データを病院外に持ち出すことなくモデルを訓練できるFederated Learningで、問題が解決できる可能性があります。

図2-23 病院ごとのモデルをマスターモデルに統合する仕組み

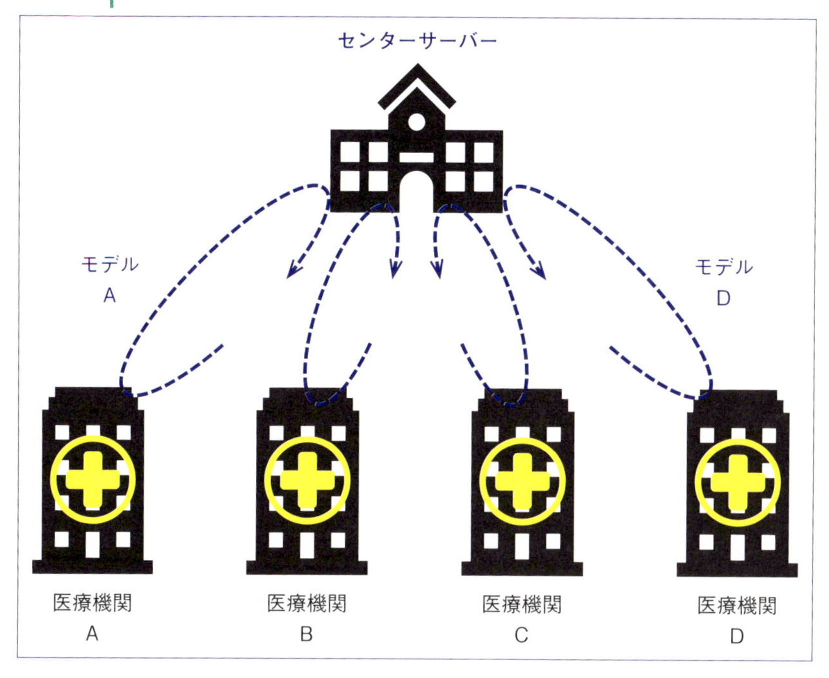

Federated Learningは、最初に各病院が持つ患者データを使い、個別のモデルを訓練します。そして病院ごとのモデルを中央サーバーに送り、1つのマスターモデルに統合する仕組みです（図2-23）。時間が経つにつれて各病院のデータは増えていくので、各病院は中央の最新マスターモデルをダウンロードして、新しい患者データでアップデートします。そして中央サーバーに送り返しますが、この過程において病院の患者データのやり取りは一切なく、モデルだけがやり取りされるので、プライバシーは確保できるのです。この方法が実用化すると、前述した次世代医療基盤法に基づいて、各病院で持つ患者情報を匿名加工し、認定匿名加工医療情報作成事業者に提供した後に、各データを集約してモデル化する手間が省けるかもしれません。

このFederated Learningはまだ実証実験（PoC）段階ですが、ヘルスケア分野における患者のプライバシー問題を解決できる有効な手法として、注目されています。

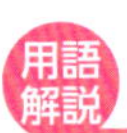

遺伝的アルゴリズム(Genetic Algorithm)

遺伝的アルゴリズムとは、生命の進化における遺伝と適者生存による自然淘汰の仕組みをモデルとしたアルゴリズムです。1975年にミシガン大学のジョン・H・ホランドによって提案された、複雑な問題に対する最適解を探索する手法です。

ある問題に対して、その解の候補を遺伝子とその集合体である**染色体**で表現した個体を複数用意します。そして**交差**や**突然変異**などの操作を繰り返し、そのなかで適応度の高い個体を優先して、最適解の探索を行います。

column

パーセプトロンの華々しいデビューと挫折

ローゼンブラット

1956年、ミンスキー、マッカーシー、シャノンらが提唱して、ダートマス大学で初めての「人工知能会議」が開催されました。後に急速に発展する人工知能の技術の基礎が、この頃の研究によって創られたのです。ミンスキーの知能モデルは、知能における知覚・運動系と認知・記憶・推論・言語のような高次認識系との関係性を重視していたことに、大きな特徴がありました。マッカーシーの知能モデルは、論理学的モデルを志向していたので、それとはかなりの隔たりがあります。ミンスキーは1958年にMITで人工知能研究グループを組織し、1963年から1974年まで人工知能研究所所長を務めています。

column

ミンスキーの同級生、フランク・ローゼンブラットも音楽や天文学、数学や計算機科学まで、あらゆる分野に博学多識ぶりを発揮していました。ミンスキーがダートマス会議を企画していた頃、ローゼンブラットはコーネル大学で実験心理学の博士号を取得し、その在学中はニューラルネットワークの研究に没頭します。

ローゼンプラットは、目の網膜に着目して視神経をモデルにしたネットワークを考えていました。当時、神経の成長はランダムで、繰り返されれば神経連結が強化され、そうでない神経連結は弱められることで、学習が進むと考えられていたのです。したがって、網膜のように光電管を並べて、神経に当たる接続を最初はランダムにし、学習結果を見ながら配線を調整するような視神経のモデルを作れば、形を見分けることができるはずとローゼンプラットは考えたのです。そこでパラメーターの初期値はランダムにし、次のような方法でパラメーターを自動調整することを考えました。

★学習用サンプル多数と教師信号を用意する
・学習サンプルを１つ与えて出力値を得る
・出力値が教師信号と同じならパラメーターはそのまま、異なるならパラメーターを更新
・別の学習サンプルを与えて、差分が指定値より小さくなるまで繰り返す

この単層のパーセプトロンは、学習用サンプルを用いて試行錯誤を繰り返し、単純な図形やアルファベットなら学習することを実証します。ローゼンブラットは、大規模なパーセプトロンを開発することで、複雑な図形も学習できるようになると主張しました。この当時のデジタル・コンピューターは処理速度が非常に遅かったため、ローゼンブラットはパーセプトロンをソフ

column

トウェアではなく、アナログ回路で開発しています。

1958年にサイエンス誌が、「人間の脳を取り換える？」というセンセーショナルなタイトルでパーセプトロンの記事を掲載し、ローゼンブラットは一躍脚光を浴びます。1960年にローゼンブラットは米国海軍の研究組織から補助金を受けて、「アルファパーセプトロン・コンピューター」の開発を監督しました。このコンピューターは、試行錯誤によって新しいスキルを習得できる先駆的コンピューターとなり、ニューヨークタイムズは「行動しながら学習する海軍の新デバイス」と称賛したのです。

このパーセプトロンは、言語音の認識や活字の認識といった単純な作業で学習能力があることを実証しました。その成果からパーセプトロンは多額の補助金を受け、数多くの研究者がパーセプトロンの開発に従事することになります。これが人工知能の研究界に軋轢を生みます。パーセプトロンを厳しく批判したのは、博士課程でニューラルネットワークを研究したものの、そこに限界があると直観していたミンスキーでした。ローゼンブラットはミンスキーを相手に、パーセプトロンは実質何でも学習できると強く主張し、ミンスキーはその逆を主張しました。

この膠着状態は10年間続きましたが、1969年にミンスキーはシーモア・パパートと共著で「パーセプトロン」を出版して決着をつけます。パーセプトロンは、線形分離可能な問題しか学習できないことを、反論の余地がないほど数学的に証明してしまったのです。世の中の問題の大半は線形分離不可能な問題だったため、パーセプトロンへの研究資金は一夜で消えてしまいます。1969年までにパーセプトロンに関する論文は数千も発表されていましたが、この一撃でパーセプトロン研究は沈黙してしまい、ニューラルネットワークは10年以上の冬の時代に突入することになったのです。しかもロー

column

ゼンプラットは、パーセプトロンが抹殺されてから、すぐに事故で亡くなってしまう悲劇に見舞われています。

PART 3

自然言語処理の発達

こんなとき、AIがあれば……

医師たちのつぶやき③

▶ 12：00　院内PHSが鳴る

事務スタッフ：「先生、主治医意見書とか、保険の書類とか、いっぱいたまってますよ！」

病棟医：（患者さんが急変しているときに電話されてもなぁ。前の意見書を写すだけじゃないか。誰がやっても一緒じゃない？　ボクがやらないといけないの？）

▶ 14：00　外来にて

患者：「先生、皮膚科も診れますよね？　このできもの、悪いものじゃないですよね？」

外来医師：（専門外なんだけどなぁ。誰か代わりに見て教えてくれないかな？　スマホで写真撮って、診断するアプリとかあればな……）

言葉と意味の関係性とは

自然言語とは人間が使う言語のことで、Pythonなどのようなコンピューター言語と区別するためにできた言葉です。自然言語処理は、この自然言語をコンピューターで扱うための研究分野ですが、AI分野のなかで最も難しい領域です。それは、**言葉と意味の関係**を扱わなければならないからです。

図3-1 イスの定義に関する考察

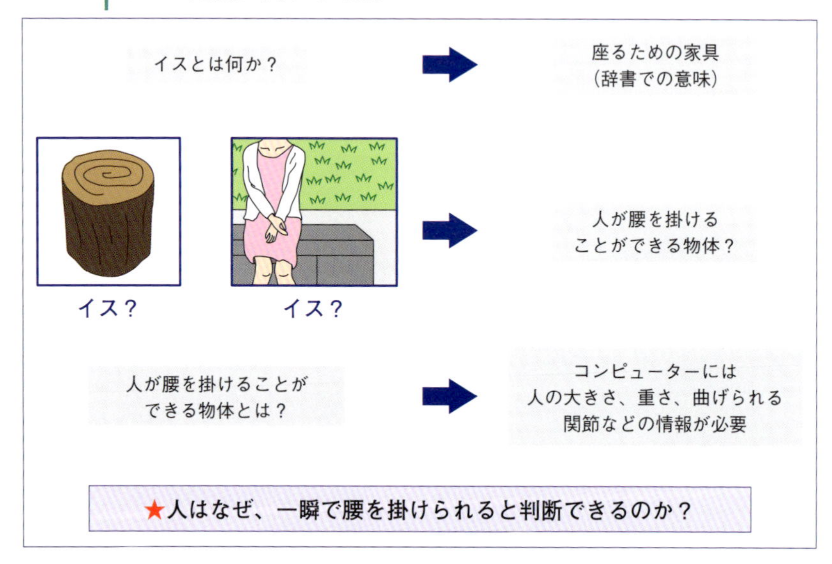

図3-1を見てください。「イス」とはなんでしょうか？　イスを辞書で調べると、腰掛けるための家具のような説明が書いてあると思います。しかし人間は、疲れたら木の切り株にも腰掛けてしまいます。コンピューターに、「人が腰掛けられる物体」を教えるにはどうすればよいでしょうか？　では「食べ物」の定義はどうでしょうか？　食べることができないコンピューターに、どうすれば食べ物の定義を教えられるでしょうか？

人間は、なぜ一瞬で腰掛けられるかどうか、食べ物かどうかを判断できるのでしょうか？

人間は、生まれた直後から学習を始めます。泣いて食べて親の顔を見分け、ハイハイしてつかまり立ちし、歩いて転び、体感と実践のなかで経験を積み重ねていきます。そのなかで座れる物、食べられる物などを理解してきたはずです。

このように、言葉の意味は辞書を引けばわかるものばかりではありません。意味の本質は、実体験による経験知として獲得した概念にあるといえます。言葉は獲得した概念に付与された**離散的記号**でしかありません。記号である言葉は、人々が共有している概念を、呼び起こすためのトリガーなのです（図3-2）。このため、同じ概念を日本人と外国人が違う言葉で表現しても、その共同体の中では問題なく、言葉同士は翻訳可能なのです。

図3-2 実世界での意味と記号を結び付けるシンボルグラウンディング

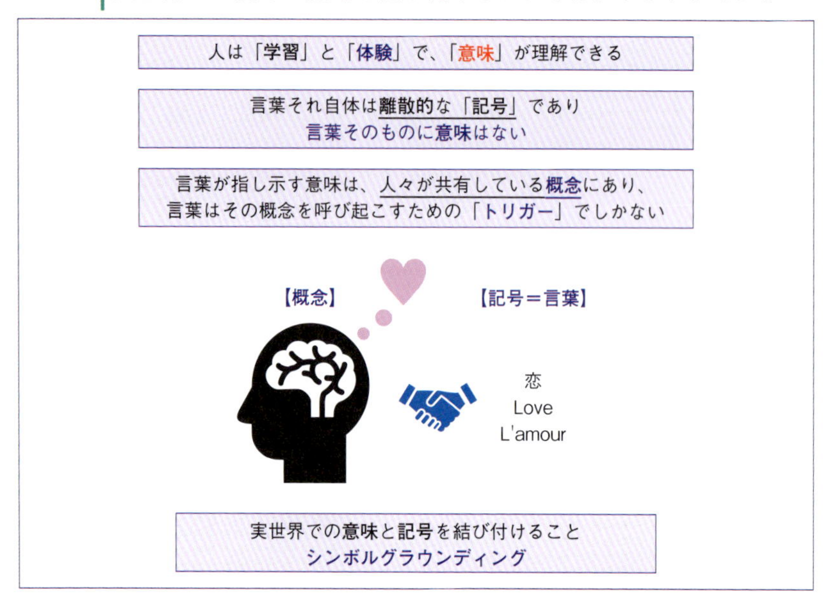

それでは、人間ではないコンピューターに記号でしかない言葉をどのように処理して教えれば、意味と紐付けできるのでしょうか？　この実世界における意味と記号を結び付ける問題を**シンボルグラウンディング（記号接地）問題**と呼んでおり、古くから議論されてきています。自然言語処理では、このような非常に難しい問題を解決しなければコンピューターで言葉を処理できないのです。

では、人間なら当然のようにわかる「言葉の意味」を、コンピューターにどのようにして処理させようとしているかを、次から説明しましょう。

自然言語処理とは

図3-3　コンピューターに言葉の意味を処理させる手法

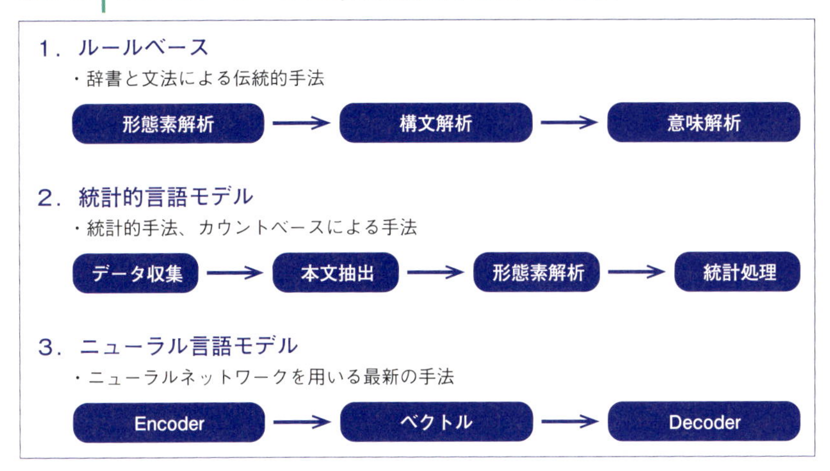

自然言語処理の手法は、最初**ルールベース**から始まりました。この手法は、初めて外国語を読むときに、辞書を片手に文法に従って読み解こうとする方法と同じです。文章を単語に分けて構文（語順）に従って単語間の関係から、その意味にたどり着こうという考え方です。

しかし、日本語の場合は文章を単語（**形態素**）に分解することはできましたが、その文章を解析することはなかなかうまくいきません。構文解析の精度が上がらなかったため、最終的な意味解析にまでたどり着けなかったのです。このように、伝統的なルールベースでは、自然言語の持つあまりにもの多様性、例外、曖昧性のために、行き詰まっています。

次に考えだされた手法が、**統計的言語モデル**でした。これは実際に使われている文章を大量に収集し、統計的に処理することで、言葉や文章を扱おうという考え方です。例えてみれば、外国語を文法から入るのではなく、その言葉を使っている現地で生活をして、大勢の人が使っている言葉や文章を（意味がわからなくても）とりあえず真似してみるような実践主義です。それまでは大量の文章を入手することが難しかったのですが、インターネットの普及によって、Web上から膨大な量の文章が入手できる時代となったことから可能となった手法です。ごく最近まで、この方法が主流でした。

そこに画像処理で大成功したディープラーニングを応用してみようと考え出されたのが、2017年頃から登場した**ニューラル言語モデル**です。このニューラル言語モデルの出現は革新的でした。その実用的な性能で、機械翻訳は一気に翻訳精度が向上します。Google翻訳が突然高性能になったことは、みなさんも気が付いたと思いますが、これがニューラル言語モデルを応用した成果です。スマートスピーカーが、人の言葉を問題なく聴き取れるようになったのもこのおかげです。

図3-3は、自然言語処理の処理方法を模式化したものです。詳しくは次から説明します。では、最新のニューラル言語モデルの説明をする前に、その前処理となる**形態素解析**の話から始めます。

日本語処理の基本・形態素解析は重要

英語は単語の間をスペースで区切っていますが、日本語表記に単語の区切りはありません。このため日本語の文章をコンピューターで処理するためには、単語を切り出す処理が必要となります（図3-4）。形態素とは、単語を意味の最小限となるように分割した「要素」です。例えば「夏休み」という単語は、「夏」と「休み」という形態素に分割できます。ただ本書では、それほど形態素と単語を厳密には区別していません。

図3-4 コンピューターが日本語の文章を扱うには

日本語の文章には、英語のようなスペースによる**単語の区切り**がない

単語：「夏休み」

形態素：「夏」、「休み」

すもももももももももももにもいろいろある

↓

スモモも桃、桃も桃、桃にもいろいろある

では、どうやって形態素に分解するか？

図3-4は、音声や平仮名で入力される日本語の文章が、いかに難しいかを表しています。日本人は、漢字仮名交じりの文章なら意味を瞬時に把握できますが、平仮名だけの文章だと意味がわからないことがあると思います。日本語処理をするには、コンピューターへ入力されるこのような言葉の羅列を、まず形態素に分割しなければなりません。

図3-5 形態素解析とは

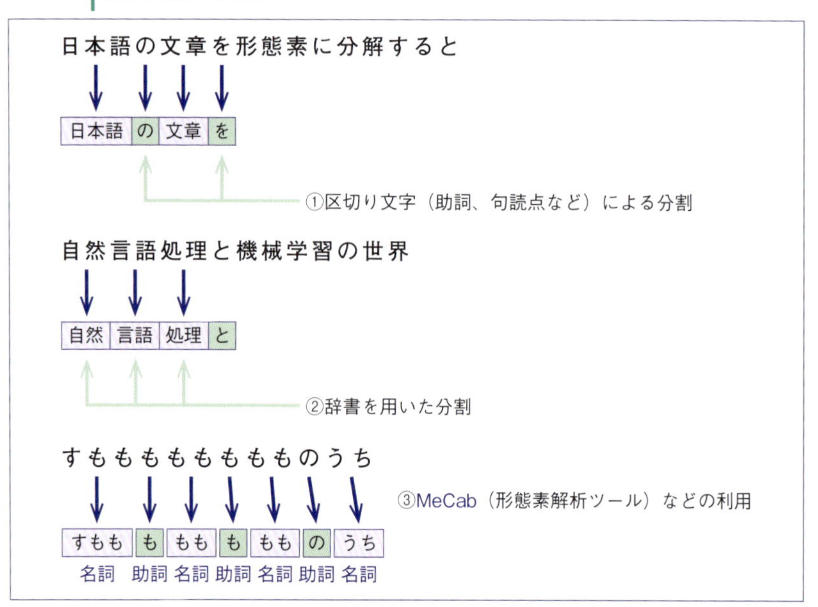

文章を形態素解析する方法として、句読点や助詞などの区切り文字で分割することが考えられますが、図3-5のように「自然言語処理」のような複合語では使えません。次に辞書引きで分割する方式も考えられましたが、毎年多数登場する新語への対応などが困難でした。

そこに機械学習を利用した非常に高度な形態素解析用ツールが登場します。**MeCab**（→P93）はその代表的なツールで、公開されており誰でも利用できます。このMeCabの登場で、日本語の自然言語処理が一気に広がりました。

この形態素解析は、日本語処理では非常に重要な技術となっています。MeCabは、単語分割に加えて品詞や読みの付与などの処理も同時に行います。品詞付与とは、文章中の単語が名詞か動詞かといった品詞に分類する処理です。この品詞情報を用いることで、単語分割処理の精度が高まり、文章中から名詞だけ取り出してキーワードにするようなことができるようになります。MeCabのような形態素解析ツールがあると、英語向けの自然言語処理ソフトウェアでも、利用が可能となります。

用語解説 MeCab

高度な形態素解析ツールであるMeCabの仕組みは、機械学習を利用しており難解なので、ここでは簡単に説明します（図3-6）。

1　辞書引きする

最初は単語辞書を用いて、全ての単語に対して分け方を抽出します。

2　ラティスを構築する

抽出した分かち書きの結果を図3-6のようにグラフ構造で表現します。これを形態素ラティスといいます。

3　スコアを計算して最小コストのパスを選択する

このラティスの中で、最も正しい分かち書きを判断しますが、これを最小コスト法で計算します。コストは、2つの単語のつながりにくさ（**連接コスト**）、1つの単語の出現しやすさ（**生起コスト**）です。計算の結果、最もコストが小さいラティスが出力結果となります。なお、このコストの付け方は**条件付き確率場**（Conditional Random Fields：**CRF**）というアルゴリズムです。詳細は専門書で確認してください。

図3-6 MeCabの仕組み

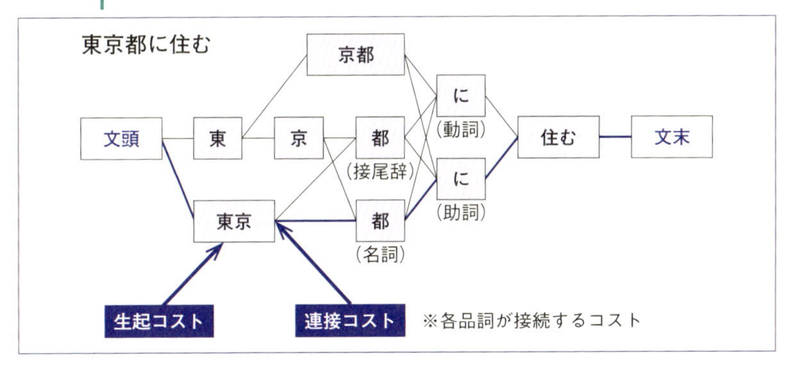

統計的言語モデルと言葉のベクトル化

この統計的言語モデルは、前述のように、膨大な量の文章を収集し、その統計的性質を調べることで、言葉や文章の使い方を調べようという、主に英語圏で発達してきた手法です。様々な手法がありますが、ここでは簡単な紹介にとどめます。

まず**単語ユニグラムモデル**ですが、これは単語が文章の中で何回出現したか、その頻度を数えることで単語の重要度を判定しようという考え方です。例えば、コンピューターに文字を入力する方法の仮名漢字変換では「かんじ」と入力があると、「感じ」「漢字」「幹事」と候補がありますが、出現頻度が多い順に表示させることで、変換のヒット率を向上させようというシンプルなものです。

図3-7　単語N-gramモデル

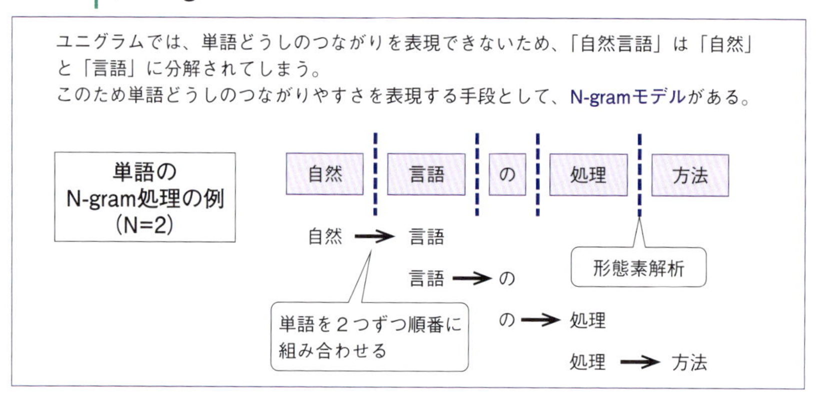

次は**単語N-gramモデル**です（図3-7）。ユニグラムでは、単語同士のつながりを表現できないため、「自然言語」は「自然」と「言語」に分解されてしまいます。このため単語同士のつながりやすさを表現する手段として、単語N-gramを使用します。図3-7はN=2の例となります。Nは3や4などでもよいのですが、N数が大きくなると**集計テーブル**が巨大化

してしまいます。

このような手法で、個々の単語が持つ性質を収集できるようになりました。しかし、文章の性質は把握できません。そこで文章をなんとかベクトル化しようと試みられてきました。このベクトル化の意味を説明するために、まず「**データ間の距離**」についての話をしましょう。

図3-8 データ間の距離の表現方法

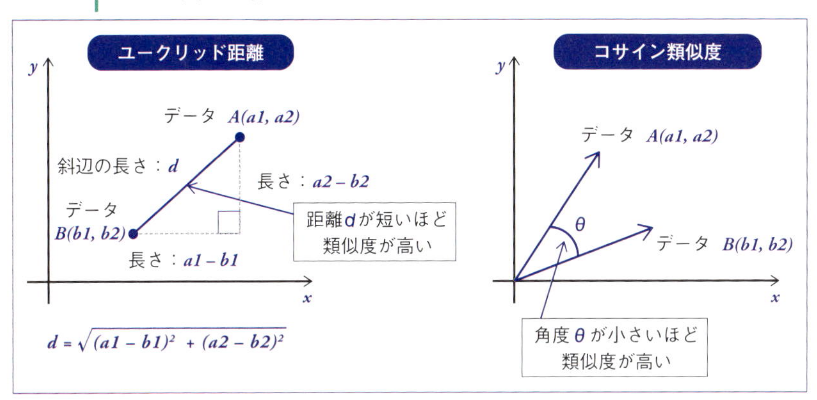

図3-8を参照してください。単純な2次元空間でのデータAとデータBの直線距離は、三平方の定理で求めることができます。このデータ間の距離を**ユークリッド距離**と呼びます。距離dが短いほど、データの類似度が高いということになります。この次元数が何百次元になっても考え方は同じです。データ類似度は、そのベクトル間の角度で表現されることも多く、この場合は**コサイン類似度**と呼ばれています。

このように、データをベクトル表現することで、そのデータ同士の距離を測ることができます。

図3-9 ベクトル空間での単語同士の距離の表現

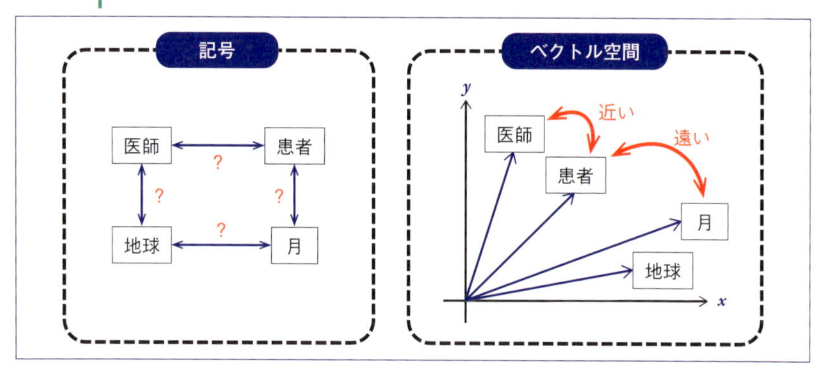

図3-9は、離散的な記号でしかない単語も、数値化して適切にベクトル化すれば、単語同士の距離を表現できることを示しています。

ニューラル言語モデルの登場

現在、自然言語の分野で最もホットな話題、ニューラルネットワークを用いた言語モデルであるニューラル言語モデルを紹介しましょう。PART2で説明したように、ニューラルネットワークが扱えるのはベクトルや行列などの数値の連続値です。しかし言葉は、離散的な記号でしかありません。このため、言葉をベクトルに変換する必要があります。

図3-10 文章中の単語へのベクトル割り当て

言葉は**離散的な記号**である。しかしニューラルネットワークが扱うのは、ベクトルや行列のような数値の連続値。したがって、言葉もニューラルネットワークが扱えるように、**ベクトルに変換**する必要がある。

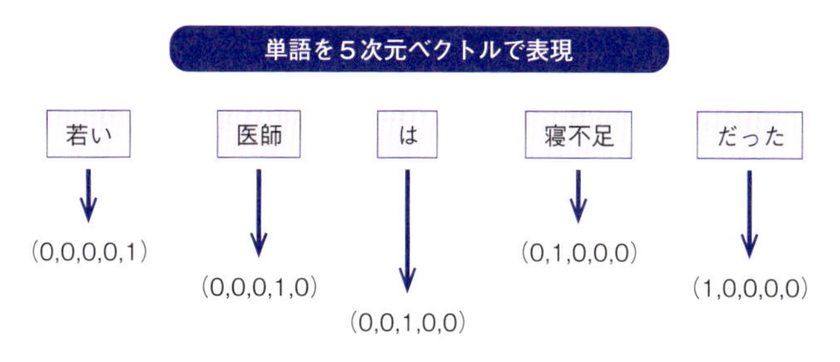

文の全ての単語に、ベクトルを割り当てると、この例では単語は5種類なので5次元ベクトルとなる。このような表現方法をOne-hotベクトルと呼ぶ。

図3-10は、文章にある全ての単語に、ベクトルを割り当てる例です。この例では、単語は5種類あるので5次元ベクトルを使って表現しています。このような表現方法を、**One-hotベクトル**とか、**1-of-N表現**と呼んでいます。

なぜ文章をこのような表現方法でするのかというと、何百万種類もあり日々新語が登場する単語の全てに、「コード」を割り当てることは困難だからです。このため、文章中にある単語を、他の単語と区別する方法として、このOne-hotベクトルを利用します。

このベクトル化の目的ですが、前節のベクトル空間の図3-9のように、意味的に類似した単語ベクトル同士は近い位置、意味が遠い単語は遠い位置に配置することです。では、記号でしかないおのおのの言葉に、その意味の距離をどうすれば紐付けできるのでしょうか。

図3-11 分布仮説

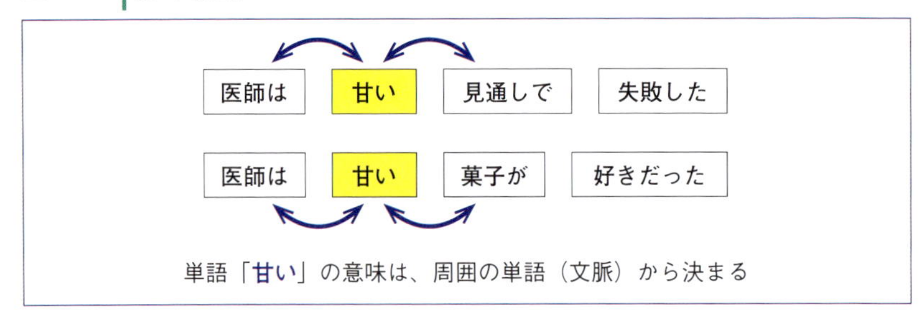

まず、ニューラル言語モデルで最も重要な考え方を説明しましょう。図3-11を見てください。例題の文章にあるように「甘い見通し」と「甘い菓子」では、隣接する単語によって「甘い」の意味が異なります。これは、単語の意味は、その単語の出現した際の周囲の単語（文脈）によって決まる、と解釈ができます。この人の直観に則した考え方が、**分布仮説**です。さらに意味が類似する単語は同じような文脈で出現すると考えられます。つまりターゲットとなる単語とその周辺の単語をセットで統計を取れば、単語の意味をその周辺単語の出現確率で表現できることになります。単なる記号でしかない単語の意味を、コンピューターで扱うための方法論として、この分布仮説はとても重要な考え方となっています。

この手法は文章の統計を取るので、文章の集合体（**コーパス**）が非常に重要になります。ある言語の使用実態を、なるべく忠実に反映するようにバランスよく設計されたコーパスを**均衡コーパス**と呼びます。

ニューラル言語モデルの仕組み

自然言語処理にディープラーニングを利用するためには、教師データと正解ラベルが必要となります。ニューラル言語モデルの場合では、教師データとなるのはターゲットとなる単語の周囲にある単語になります。

図3-12 | コンテキストとは

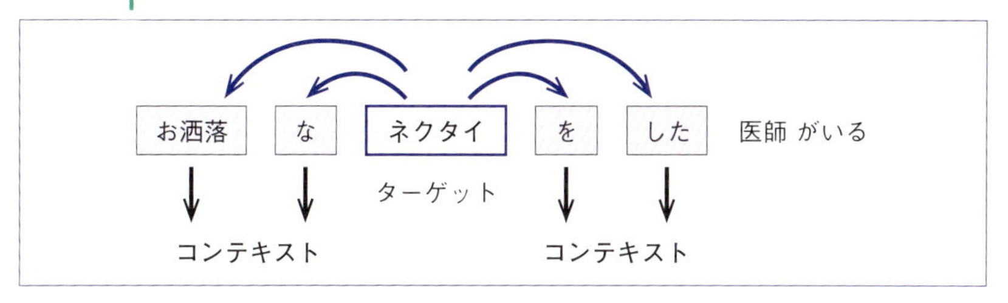

図3-12を見てください。この周囲にある単語のことを、**コンテキスト**と呼びます。コンテキストは一般的には文脈ですが、この場合ターゲットとなる単語の周囲に現れる単語を指します。ニューラルネットワークは、ターゲットとなる単語から、コンテキストを正解とするように学習していくのです。こうすることで、先ほど説明した分布仮説が利用できるようになります。

つまり、テキストを形態素解析して、ニューラルネットワークに入力するだけで、単語の意味が扱えるようになるのです。これを**単語の分散表現**と呼びます。

図3-13 CBOWの概念図

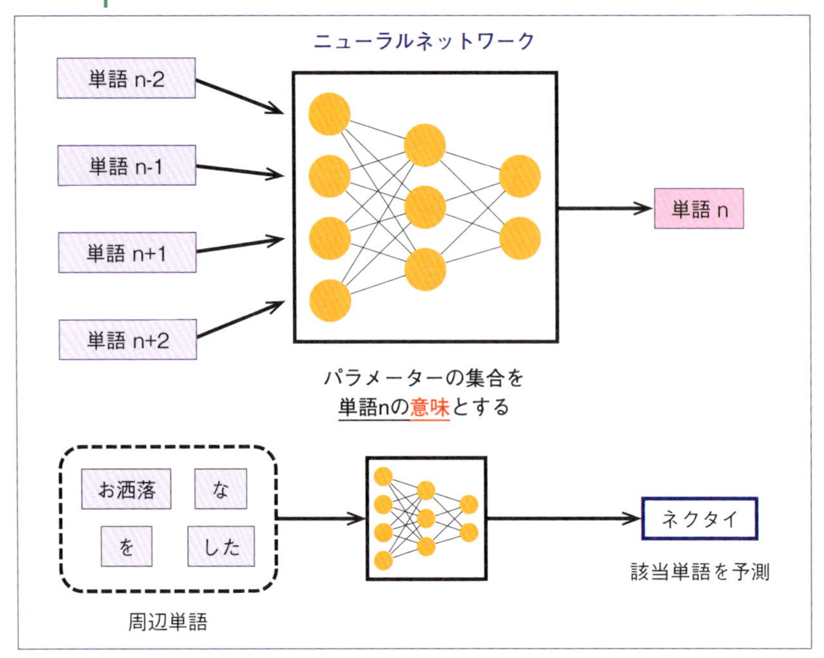

このニューラル言語モデルを一躍有名にしたのが、**Word2Vec**というツールです。このWord2Vecには、**CBOW**と**skip-gram**という２つのアルゴリズムがありますが、図3-13はCBOWの概念図です。

ターゲットとなる単語nの周囲にある単語を、n-2,n-1,n+1,n+２と表現しています。文章とは、時系列的に単語が順番に並んだものです。この例では、PART2で学んだRNNという時系列処理のニューラルネットワークに、「お洒落なネクタイをした医師がいる」という文章を入力しています。単語nが「ネクタイ」なら、コンテキストは「お洒落」「な」「を」「した」を正解として学習します。したがって、単語「ネクタイ」の意味は、学習したニューラルネットワークの、パラメーターの集合（ベクトル）にあると考えることができます。

このようにして学習したニューラルネットワークに、「お洒落」「な」「を」「した」が入ってくると、「ネクタイ」という単語を予測することができるようになります。このプロセスを経ることにより前節で説明した分布仮説が利用できるようになります。つまり、「意味が類似する単語は同じような文脈で出現する」ので、その単語のベクトルも類似するはずです。これで似たような意味の単語を探すことを、似たようなベクトルを探す問題に置き換えることができました。これがWord2Vecの原理です。

図3-14 単語の関係性に基づいた演算

王様 − 男 ＋ 女 ＝ 女王
パリ − フランス ＋ 日本 ＝ 東京

このWord2Vecは単語の意味をベクトル表現しているので、図3-14のような意味の関係性に基づいた面白い演算ができるようになり、世界中で評判になったのです。ただしWord2Vecは対義語に弱いという弱点があります。これは「私はゲームが好きです」と「私はゲームが嫌いです」のように、対義語は同じ文脈で登場するからです。

ニューラル言語モデルの応用

Doc2Vec

Doc2Vecは、任意の長さの文書をベクトル化するツールで、テキストの分散表現を獲得することができます。Word2Vecの考え方を拡張し、文章を新しい単語とみなしてベクトル化し、コンテキストの予測の際に文章ベクトルを加味しています。このDoc2Vecの登場によって、文章同士を比較し、似ているかどうかを比較的精度よく調べることができるようになりました。

seq2seq

図3-15 系列変換モデルの例

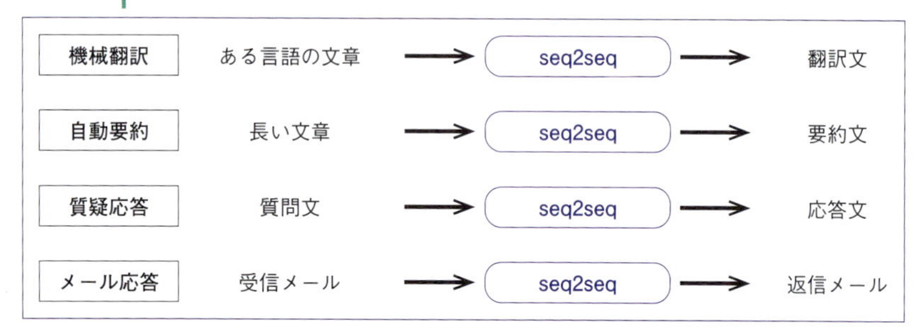

この自然言語処理の応用で、系列（記号の列）を受け取り、別の系列に変換するモデルを、**系列変換モデル（sequence-to-sequence model）**と呼びます。図3-15のように、機械翻訳は文章を入力すると翻訳文を出力するモデルということができます。要約や質疑応答も同じモデルで表現できますが、このモデルを実現しようとしているのが**seq2seq**です。Googleなどでは機械翻訳や質疑応答で実用化が始まっており、素晴らしい成果が得られています。

図3-16 | seq2seqの構造

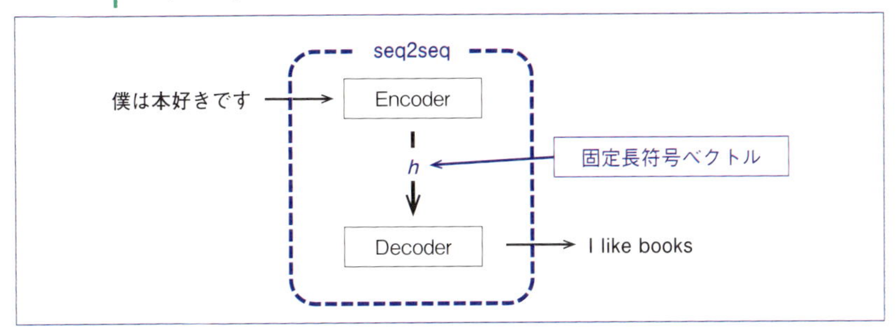

構造的には図3-16のようになっています。本書では詳しい説明をしませんが、入力系列から、固定長の符号ベクトルを生成する**Encoder**と、この符号ベクトル*h*から出力系列を生成する**Decoder**の２つの**RNN系**ニューラルネットワークで構成されています。高品質な教師データを入手できるかがキーポイントのようです。

マルチモーダル

動物は視覚や聴覚などの五感を持ち、それらの感覚器官から入ってくる複数の情報から世界を認識しています。AIやVR（バーチャルリアリティ）の分野では、このような複数の感覚の情報を組み合わせることを、**マルチモーダル**（**クロスモーダル**）と呼んでいます。

このマルチモーダルをディープラーニングで実現する研究が、近年急速に進んでいます。テキストを画像に変換したり、手話を音声に変換したり、音声と画像から人の感情を認識する方法などの研究があります。

ヘルスケア分野において、このマルチモーダルは期待されています。医療画像を解析する際に病変を抽出するだけでなく、医学教科書や医学論文などに対して自然言語処理を用いることで、診断支援ができる可能性があるからです。

自然言語処理の応用例

チャットボット

今まで見てきたように、自然言語処理は着実に進展してきました。この応用である**チャットボット**（**Chat Bot**）と呼ばれる会話サービスは、2017年頃から続々と発表されています。現在、コールセンターやヘルプデスクサービスなどへの導入が盛んになってきています。

自然な会話（**自然文**）によるチャットボットサービスの提供は、NTTドコモやLINEなどのITベンダーが提供しているAPIサービス（インターネットからチャットボットプログラムを呼び出せるインターフェース）を利用することで、比較的簡単に実現できます。しかし、チャットボットの大半は、ユーザーからの質問に対して、既存のQ＆A集にある回答を利用しているだけです。このため、「よくあるご質問」にしか回答できません。それでも多くの質問に対してオペレーターが処理する必要がなくなるので、サポート工数の大幅削減が期待できます。またユーザーも使い慣れたスマートフォンアプリで、手軽に24時間質問ができるので、顧客満足度の向上も期待ができます。

このチャットボットを利用した医療サービスに、「ドクターQ」があります。株式会社NAMが2018年１月から提供している、このチャットボット型電子カルテは、患者がLINEの友だちに「ドクターQ」を追加することで利用ができます。患者は「カルテを見せて」「薬を見せて」とドクターQに送ると、処方された薬の一覧や過去のカルテをLINE上で閲覧することができ、医師はウェブサイトにあるカルテの閲覧と患者への返信がLINEで可能となります。

図3-17　チャットボットの仕組み

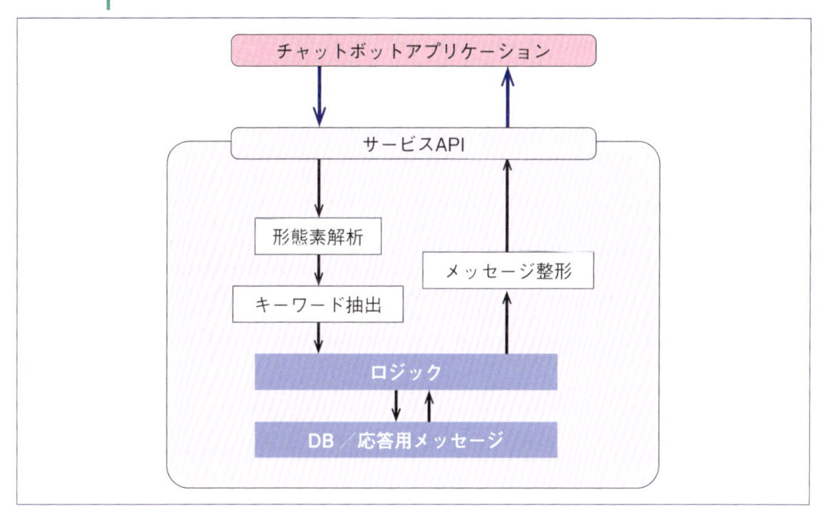

このチャットボットの仕組みですが、図3-17を見てください。スマートフォンなどにあるユーザーと対面するアプリケーションは、インターネ

ットを介してクラウドにあるサービスAPIと接続します。クラウド側では、入力された文章を形態素解析し、キーワードを抽出します。そのキーワードに応じたロジックで、データベースにある回答文を探し、そのメッセージを整形して応答文をスマートフォンに返しています。

このように、質問のキーワードと「部分一致」した場合にだけ回答する方式が、日本のチャットボットの大半で、複数の質問が組み合わされた質問、複雑な質問などには回答できません。このような場合には、サポート要員が回答することが一般的です。今後、日本語での自然言語処理が発達することで、さらに高度なサービスが実現できるはずです。

一方でロンドンでは、医師に代わって患者と電話で会話して診断するAIチャットボットを、約４万人が2017年から利用しています。AI診断することで、自己治療で済む人々が病院に行かなくなり、医師の過重労働を軽減し、医療コストの削減を実現しているそうです。Babylon Healthが開発したこのAIチャットボットは、スマートフォンのアプリとして動作し、患者と音声で会話をし、病院で実際に使用されるレベルのトリアージ（治療の優先順位付け）ができます。胃が痛いと訴えてきた患者の場合、緊急処置が必要な症状だと判断すればその旨を患者に伝え、安静にして消炎鎮痛薬のイブプロフェンを服用するだけで十分ならばそのように指導します。

しかしこのようなAIチャットボットが、人間の医師に完全に置き換わるなどとは英国でも考えられていません。医師による治療は、診断や処方箋を書くだけではなく、提案する化学療法に患者が耐えられるかどうかや、今後数カ月間に患者が必要とする支援を、患者の家族が提供できるかどうかも判断します。そうしたことを置き換えられるようなソフトウェアは、存在していないからです。

日本でも、AIチャットボットのような技術革新によって医師が患者の症状を事前に正しく評価し判断することができると、治療の迅速化と診療時間の大幅な短縮が進んでいくはずです。

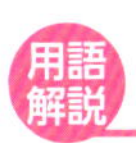

雑談チャットボット

最新のニューラル言語モデルを駆使した高度なチャットボットは、2018年末の時点で日本にはマイクロソフト（以下、MS社）の「**りんな**」しかありません。りんなは女子高生の設定で、LINE公式アカウントでサービスされており、文章だけでなく音声でも人と自然な会話ができます。音声通話では、人間とAIの間で、自然なコミュニケーションを実現するために、「**セッション指向型**」会話アプローチで開発されたチャットモデル「**共感モデル**」を採用しています。MS社では、AIと人間が良い関係を築くには、「心のつながり」が重要だと考えています。そこで、AIに人間らしく自然な会話を実現させるため、ソーシャルAIの会話能力の開発を続けています。このセッション指向型アプローチとは、一般的な**順番型会話**ではなく、MS社の発表によると次のようなことです。

・「目的のない」雑談をしている流れのなかで、重要な「タスク」や「知識提供」の会話が提供できます。一見意味のない雑談が、タスクや知識提供といった、各会話ブロックをつなぐ役割を果たし、それぞれの会話ブロックが会話の流れに合わせて登場します。

・ユーザーは好きな話題から会話を始めることができ、セッション当たりの会話も長く続けられます。ユーザーの命令にのみ反応するのではなく、いつでも好きな話題から会話を始めることができます。会話の流れでタスクを始めたり、情報提供を受けたりすることも可能となっています。

スマートスピーカー

2012年に日本でAppleのiPhoneがSiriのサービスを開始した時は、大評判になりました。Siriはジョブズが深く関わった最後のプロジェクトだったので、親しみやすい話し方やテキスト入力機能への非対応など、徹底的に使い勝手に固執したといわれています。Siriは当時の最先端の軍事技術をベースにしたものですが、多くの言語に対応したので世界的な評判を得ました。

このSiriの技術の延長線上にあるのが、2017年から続々と日本でも登場してきたスマートスピーカーです。最初に発売を始めたAmazon Echoは、2018年末までに累計で1億台を突破する大ベストセラーとなっています。後発のGoogle Homeも急速に出荷台数を伸ばしており、世界シェアは30%程度になっています。このスマートスピーカーを利用しているのは米国だけではなく、中国や韓国でも大人気です。2018年後半には、中国製スマートスピーカーの世界シェアが、20%を超えるまでに達しています。

このスマートスピーカーなどで使われているデジタルアシスタントの技術は、音声認識技術と質問応答技術で構成されています。そして質問応答技術ですが、ここにニューラル言語モデルが用いられています。

図3-18 スマートスピーカーなどで使われるデジタルアシスタント技術

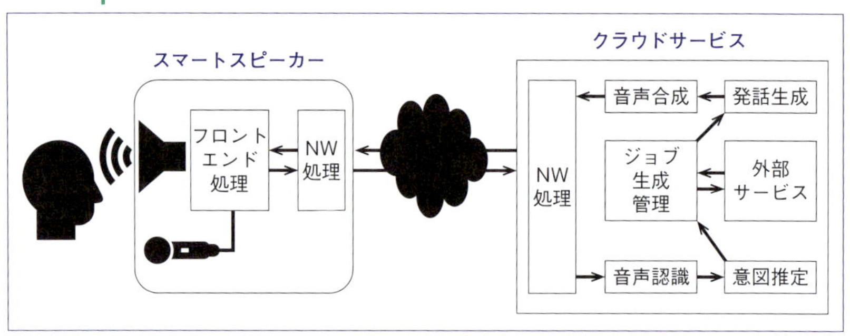

図3-18を見てください。スマートスピーカー本体は、「Alexa」や「OK Google」などの**ホットワード**の検出程度しかしておらず、大半の処理はクラウド側で行っています。ユーザーからのリクエストがあると、クラウド側で音声を文章に変換して形態素解析をします。ニューラル言語モ

デルでボイスコマンドの指示を推定し、行動を選択します。必要に応じて外部サービスなどを利用し、得られた回答文を生成、整形します。そして音声に変換してユーザーに回答を行っているのです。

スマートスピーカーの性能は、音声認識精度はもちろん、ユーザーが何をしたいのか「**意図推定**」の部分に大きく依存します。すでに説明したように、ニューラル言語モデルのベースは統計にあるので、コンピューターが「意味を理解する」ことはできません。ユーザーの質問に含まれる単語の組み合わせから統計的手法、具体的にはseq2seqで回答をしているだけです。このため今までのスマートスピーカーは、基本的に一問一答でしか応答できず、「会話」が成立しませんでした。

ところが前節で紹介したように、MS社の技術では「雑談」までできるようになっています。また2019年２月に、GoogleはGoogle HomeなどGoogleアシスタントに対応したスマートスピーカーを、通訳モードに対応させました。これにより、日本語で「○○語に翻訳して」と話しかけるだけですぐさま26言語（2019年２月時点）に翻訳ができます。

このスマートスピーカーによるリアルタイム翻訳機能は、非常に便利で手軽なので、外国人からの問い合わせの多い駅や自治体の窓口で、活躍が期待できます。2019年から開始される「外国人労働者受入れ制度の見直し」で、大量の外国人が日本に住み始めるはずです。日本の医療機関にも、日本語や英語を話せない外国人が、これから大勢受診しに来るでしょう。スマートスピーカーの翻訳機能は、このような場面で非常に役立つはずです。

米国ロサンゼルスにある総合病院では、100室を超える病室にAmazon Echoを導入し、患者がAmazon Echoを通じて看護師や医師とのコミュニケーションを可能にする取り組みを開始しています。この入院患者向け音声アシスタントプラットフォーム「Aiva」は、例えば麻痺があるような人でもリモコンのボタンを押さずにナースコールができます。また患者が求める助けに応じて担当の医師あるいは看護師などのスマートフォンにメッセージを送信したり、病室の家電を操作したりすることができます。

日本でもスマートスピーカーのAPIサービスが始まったので、Aivaのようなサービスは比較的短期間で実現できるはずです。これからは、ロサンゼルスの病院のようなサービスが、次第に始まっていくことでしょう。

column

古き良き時代の人工知能

世界初の人工知能会議である「ダートマス会議」の後、人工知能の研究者は着実に増えていきます。最初のコンピューター用の高級言語であるFORTRANが開発されたのもこの頃です。そして研究テーマは、パターン認識・機械翻訳・自動プログラミング・事務の機械化などのように細分化していきます。新しい分野として人工知能は注目され、政府機関からの研究予算が潤沢に与えられて、人工知能の黄金期ともいわれた時代でした。

そしてその成果としては、チェッカーゲームのプログラムが作られてアマチュアレベルのプレイヤーを打ち破ったり、ロボットアームを用いて色や形状の異なるブロックを並べられる認知力のある人工知能が開発されたりしています。1960年も中ごろになると、SAINTというプログラムが微積分の計算を処理し、ANALOGYというプログラムは複雑な代数の応用問題を解きました。英語を解読できるSIRというプログラムは、本物の知能のように推論ができるようにも思えたのです。

この頃、ミンスキーたち研究者は知能をトップダウンに捉えて、記号操作的な人工知能を目指しています。つまり人間の知能を記号で表そうとして、諸概念を理解するための命令が作られ定型化したのです。人間は脳の中でプログラムを実行して、命令を受けながら論理だけに基づいて手順通りに計算し、あらゆる状況で情報処理していると考えたのです。もしそれが本当なら、同じ命令をコンピューターにも教えることができるはずだと。今となっては、あまりに安易な考え方だったのですが。

人類が月面に到達した頃、「シェーキー」と呼ばれるロボットが登場しています。自分の行動を推論できる移動可能な世界初のロボットで、スタンフォード研究所が開発しました。この背の高い大きなロボットは、細かな命令で各段階の動作を1つ1つ指示しなくても、指令を分析して基本動作の列に分解して実行することができました。マスコミは「世界初の『電子人間』が登場した」と騒ぎ、月面を地球からの指示なしで探索できるとセンセーショナルに取り上げたのです。

しかし現実社会では、記号操作的人工知能は役に立ちませんでした。チェスやチェッカーなどのような限定的な実験環境下、つまり「マイクロワールド」では動作ができますが、混沌とした日常生活の中に置くとプログラムは停止したのです。この問題を「フレーム問題」といいますが、人工知能最大の問題です。どんな事象が生じるかわからない現実世界では、全ての行動をプログラミングしなければならない記号操作的人工知能では、役に立たないのです。

国防総省期待のシェーキーが、ジェームズ・ボンドになりそうにないと判明すると計画は中止され、他の人工知能の研究費も大幅に削減されました。そして再び、人工知能は冬の時代を迎えるのです。

PART 4

ヘルスケアへの応用

こんなとき、AIがあれば……

医師たちのつぶやき④

▶ 16：00　病棟にて

患者：（あの先生、ずっとナースステーションでパソコンに向かっていて、全然部屋に来ないわね）

病棟医師：（書類仕事が多過ぎるんだよなぁ）

▶ 17：00　医局のカンファレンスで

研修医：「先生、この入院患者さんは原因不明の発熱と白血球異常という経過なのですが、診断がどうしてもつきません。どうしましょうか？」

指導医：（膨大な論文を調べて患者さんの診断つけるにも、時間ないよ。俺、英語苦手だし。AIが診断つけてくれないかな？）

AI技術のヘルスケアへの応用

冒頭でも紹介しましたが、AI技術はヘルスケアの分野でも活用が始まっています。まだ研究や実験レベルのものが多いのですが、日本の政府や医師会も推進しているので、医療現場への応用は着実に進んでいくはずです。

図4-1 AI技術のヘルスケアへの応用

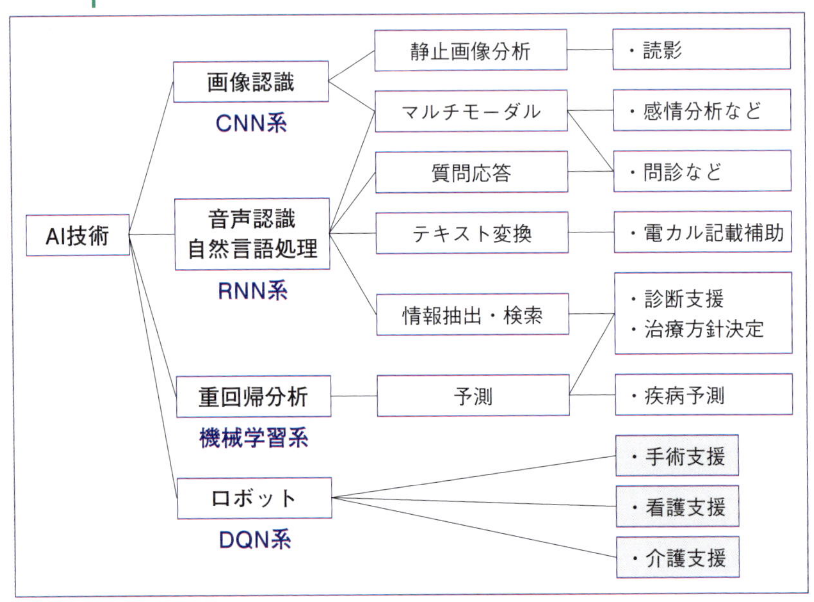

図4-1は、PART2とPART3で紹介したAI技術が、ヘルスケア分野のどの領域に応用できるかを示したものです。

現在、実際にビジネスで利用可能なAI技術（アルゴリズム）を分類すると、図4-1にあるように画像認識で用いられる「**CNN系**」、時系列処理で用いられる「RNN系」、主に予測で用いられる「**機械学習系**」、現在はゲームでしか用いられていませんが機械制御が可能な「**DQN系**」があります。AI技術は進化が激しいので、どのようなアルゴリズムが今後登場するのかは、世界中の誰にも見通すことはできません。しかし、人の健康や生命に直接関わってくるヘルスケアへ適用するには、慎重な検討が必要です。当面は、研究や応用が進んでいる既存のアルゴリズムが、先行していくことになるはずです。

■CNN系

PART2で説明したCNNは、ディープラーニングで最も活用されているアルゴリズムです。大半が画像認識で用いられており、開発するためのライブラリーが充実していることに加えて、GPUという専用のハードウェアもあります。そのためヘルスケア分野が、CNNの応用先として初期から検討されました。しかしPART1でも説明しましたが、教師データ確保の難しさと、医療分野特有の法律や規制の壁のために、医療現場への提供は遅れていました。しかし、政府が積極的に医療AIを推進しようとしているので、着実に進むはずです。

■RNN系

音声認識や自然言語処理などの時系列処理で用いられているRNN系アルゴリズムは、ごく最近になってその応用範囲の広さが再注目されています。PART3で説明した自然言語処理におけるニューラル言語処理の登場に負うところが大きいのですが、文章や言葉という人間にとって最も利用価値の高いコミュニケーション手段を、コンピューターで処理できるからです。

図4-1にあるように、CNNと組み合わせる「マルチモーダル」の実用化ができると、あらゆる医療現場でAI利用ができる可能性を秘めています。

■機械学習系

重回帰分析や**SVM（Sapport Vector Machine）**などの古くからあ

る機械学習系アルゴリズムは、ヘルスケアでも以前から活用されてきました。診断支援においては、患者のバイタルデータから病気の進行予測などもできます。過去のデータから、今後のデータを予測する手法には、この機械学習系アルゴリズムは続けて用いられていくはずです。ただCNNの登場によって、画像の判定や分類などには機械学習系アルゴリズムは使われなくなるでしょう。

■DQN系

深層強化学習のアルゴリズムとして最も強力なDQNは、まだ進化の途中段階です。教師データがなくても、目標を与えるだけで試行錯誤していくこのアルゴリズムは、大きな可能性を秘めています。DQNの最先端にいるAlphaZeroは、囲碁やチェス、将棋といったボードゲームを、自分自身を相手としながら練習を積んで学習します。これにより何百万回という練習を通して、人間が千年かけてようやく考え出すような前例のない戦法を、実際に見つけだすことができたのです。その意味では、すでにクリエイティブな思考ができます。

このようにボードゲーム分野では、人間のチャンピオンを既に圧倒していますが、現実世界への応用はまだ研究段階です。しかし自動運転車やロボットなどの機械制御への応用が見込まれており、ヘルスケアの領域でも手術支援や**看護支援**ロボットなどで活躍できるはずです。

ヘルスケアにおける課題とICT

急速に発達したAI技術が、ヘルスケアにおいても様々なシーンで活用できることを前節で説明しました。しかしAI技術は、医療現場で生じている数多くの課題を解決するための手段でしかありません。それでも従来の技術では解決が困難だった事案も、この最新のAI技術なら解決ができるかもしれないのです。

それでは現在、医療現場ではどのような課題が重要視されているのでしょうか。厚生労働者の「保健医療分野AI開発加速コンソーシアム」資料によると、次の３つの課題を取り上げています。

① 医療従事者の不足、地域偏在・診療科偏在、過重労働
② ヒューマンエラー「人は誰でも間違える」（安全な医療の提供）
③ 世界中から報告される科学的知見・文献が急激に増大など

①の医師不足や医師の過重労働は、医療現場で切実な課題になっていると思います。②のヒューマンエラーは、その結果生じているともいえますし、③は①の原因の１つともいえるはずです。つまり、①の医師の過重労働を減らすことができれば、大きな前進となります。

医療従事者の総数を増やすことが困難であることは間違いないのですから、解決策は医療従事者１人当たりの生産性を向上させる方法が有効になります。

ICTは、労働生産性を向上させるための道具として発展してきました。現代社会は、このICTの利用がなくては成立しないほどにまでなっており、医療現場にも様々なICTが導入されています。AI技術は、そのICTの進化形として登場し、従来の技術では実現できなかった「頭脳労働」を、部分的にでも肩代わりすることが可能となっています。そこで最先端のAI技術を利用して医療従事者の生産性をさらに向上させるために、政府は積極的にAI技術の推進に力を注いでいます。

医師が精度の高い鑑別診断をするためには、バイタルデータだけではなく問診や身体診察の技量、患者との信頼関係の構築がより重要になります。AI技術により医師の負担を軽減することで、これらのAIにはできない部分に時間を割くことできるようになるはずです。

ヘルスケア・プロセスにおけるICTの利用

診療の各プロセスでは、図4-1にあったように様々なICT（医療機器など）が利用されています。さらにAI技術は、これまでのICTでは実現できなかった高度な機能が実現できるようになります。

以下は、診療プロセスで利用されているICTの例です。下線がAI技術の適用が始まっている例となります。

- **検査支援**：バイタルデータ（画像、数値、波形）収集、解析、検査ワークフロー
- **診断支援**：データ解釈、疾病予測、**文献検索**、**データ入力補助**、オンライン診療
- **治療支援**：治療方針決定、手術支援（**手術支援ロボット**、**遠隔治療**）
- **看護支援**：バイタルデータ収集、モニタリング、データ入力補助
- **創薬支援**：創薬テーマ創出（文献検索）、ターゲット化合物探索、化合物の安全性・毒性・物性予測、分子設計、分子シミュレーション
- **疾病予防**：バイタルデータ収集、解析、発症予測

PART2で説明したように、CNNやRNNなどのAI技術は、原理的に過去のデータを基にした「分類」と「予測」を、確率的に表現することしかできません。つまり学習したデータに大きく依存することになるので、注意が必要です。これは「**不均衡データ問題**」があるからです。

不均衡データとは、例えば数千人に1人程度しかかからない病気があっ

たとします。このケースでAIが学習する教師データに対象となる病気のデータがほとんどない場合、データに大きな偏りが生じてしまうことを指します。このように教師データが足りない結果、病気ではないとAIが判定しても正解率99.9%と表現されてしまうことがあります。いわば経験の浅い医師が、珍しい病気を見逃してしまうことと、同じことが起きるのです。

検査支援

診療プロセスでAI技術がどのように利用できるかを見ていきましょう。病院を訪れた患者に対して、医師が診察して診断をするには、問診だけではなく客観的な患者のバイタルデータなどが必要となります。検査プロセスで、血液検査や心電図、CT／MRIなどの画像検査、病理検査が行われます。これらの結果として血液検査などから数値データ、心電図からは波形データ、画像検査と病理検査からは画像データが得られます。

日本は、X線CTやMRIの普及が世界的に見ても特に高く、医療画像大国といわれています。しかしその一方で放射線診断医が大幅に不足しており、大量の診察画像に対する読影の負荷軽減が大きな課題です。そこで人工知能を活用しようという試みが盛んになってきたのです。

CNN系のディープラーニングは画像認識能力において、すでに人間を上回っているので、診察画像から病変を抽出させるなど、読影支援の研究が数年前から始まっています。

2016年に行われた米国の「Researcher challenge competition」において、AIが乳がんの転移を調べるための画像判定に挑戦しています。その結果、AIの成績は11人の診断医の平均を大幅に上回りました。

しかしPART2で説明したように、高精度の画像認識をさせるためには、大量の教師画像データが必要になります。この教師画像データを作成する正解ラベルの付与作業アノテーションは、どうしても専門医が行う必要があるため、大量に作成することが現実には非常に困難です。

また医療画像には、CT画像、内視鏡画像、眼底画像など、様々な種類の画像があるため、その病変部位の指定方法も変わってきます。しかもこのアノテーションで画像に付与するメタデータの形式は、共通化が必要です。共通化することで、一度作成した教師データを広く共有することが可能になるからです。このように、実験レベルでAIによる医療画像解析ができても、臨床現場への適用がなかなか進まないのが、今までの状況でした。

図4-2 AIが出した回答と真の正解の関係

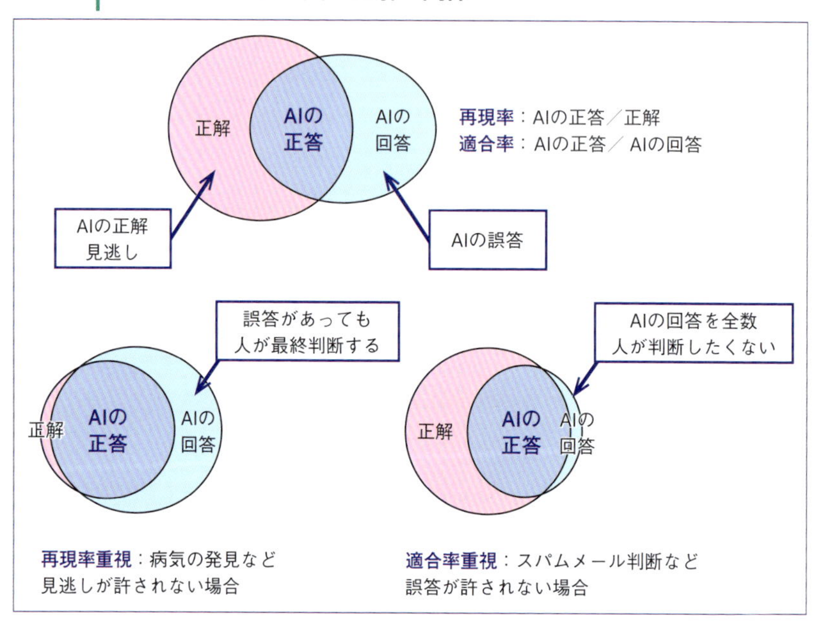

図4-2は、AIが出した回答と真の正解の関係を表現したものです。回答には、正解に対して、AIの回答が合っている「**正答**」、間違っている「**誤答**」、そして「**正答の見逃し**」の3種類があります。

ここで**再現率**とは、正解に対する正答の割合、すなわち見逃さなかった割合を示しています。**適合率**とは回答に対しての正解率で、誤答がない割合を示しています。

なぜこの再現率と適合率という指標が重要かというと、例えばCT画像診断などでは、病気であることを見逃すわけにはいかないので再現率が重視されます。もし誤答があっても、最終判断は医師が行いますので大きな問題はないはずです。一方、スパムメール判定などでは、誤答すなわち本当のメールをスパム判定されては迷惑なので適合率が重視されます。

このようにAIの対象となる課題によって、評価基準が変わってきます。ディープラーニングなどの機械学習は、原理的に統計と確率に基づいているため、出力結果が100%正解ということはありません。人工知能の出した結果だからといって鵜呑みにすることは、リスクがあることに注意が必要です。

厚生労働省は、このAIを用いた医療画像解析の重要性を認識し、日本医療研究開発機構（AMED）主導による臨床画像情報基盤の構築を進めています。

図4-3 臨床画像情報基盤の全体像

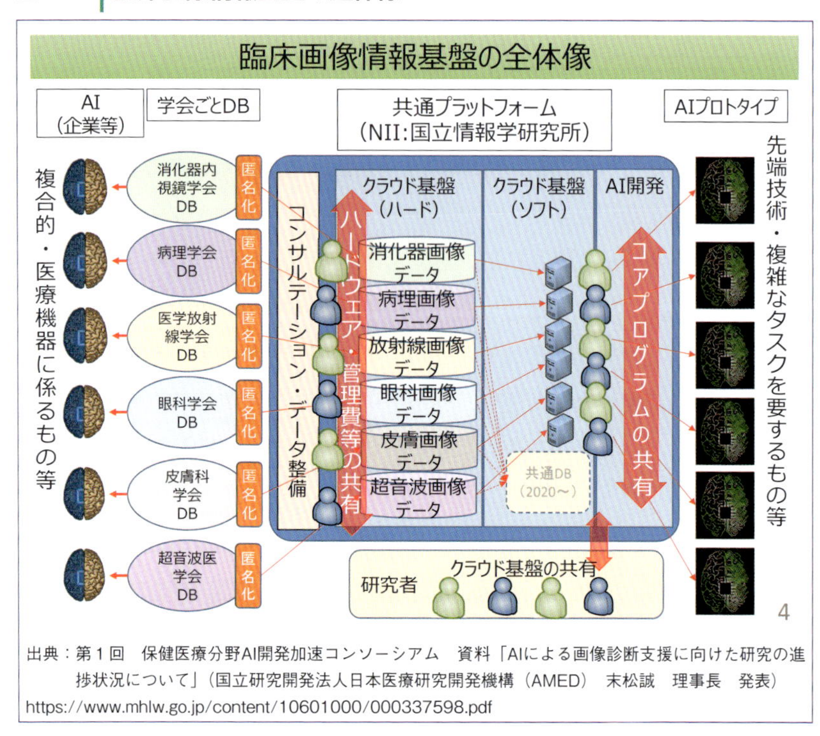

出典：第1回　保健医療分野AI開発加速コンソーシアム　資料「AIによる画像診断支援に向けた研究の進捗状況について」（国立研究開発法人日本医療研究開発機構（AMED）　末松誠　理事長　発表）
https://www.mhlw.go.jp/content/10601000/000337598.pdf

図4-3で示した厚生労働省「保健医療分野AI開発加速コンソーシアム」での資料によると、アノテーション作業の効率化のため、アノテーション自動化技術の研究や高品質な医療画像収集にも取り組んでいます。

図4-4 メタデータの粒度の違い（例）

メタデータの粒度の違い（例）

◆病理学会:不均一かつ複雑な画像
- 病変につき、細胞単位の細かいマーキングが必要
- 少数の標本で比較的精度の高いAIの開発が可能

◆消化器内視鏡学会:比較的均一な画像
- 病変部は四角など粗いマーキングで可
- 多数のデータを学習させることで精度を向上

◆眼科学会:非常に均一な画像
- マーキングは行わず、病名と眼底写真のみで学習（緑内障）
- 今後全身疾患（糖尿病・認知症など）の診断支援AIのためには、詳細なテキストデータが必要

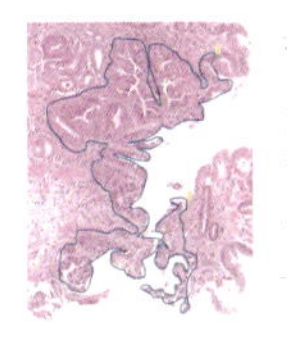
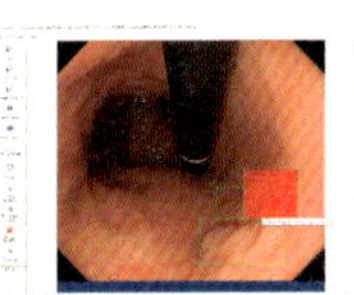
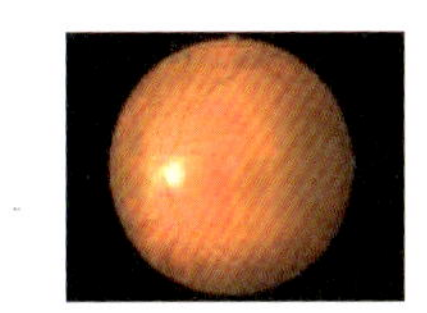

7

出典：第1回　保健医療分野AI開発加速コンソーシアム　資料「AIによる画像診断支援に向けた研究の進捗状況について」（国立研究開発法人日本医療研究開発機構（AMED）　末松誠　理事長　発表）
https://www.mhlw.go.jp/content/10601000/000337598.pdf

また図4-4にあるように、多数ある医学系学会ごとに、診断に必要とされる医療画像の基準が異なっています。おのおのの学会は、どうしても個々に活動しているため、医学界全体を横断的に横串を通して画像データのフォーマットなどを決める必要があり、日本ではAMEDの役割が重要になっています。

2019年になると、医療機器メーカーは医療AIの応用として、様々なCTやMRIなどの画像診断装置を発表しています。ここはやはり、GEヘルスケアやシーメンスなどのAI先進国である米国・ドイツ企業が先行していますが、2018年末時点ではFDA未承認が大半です。シーメンスは特に先進

的なサービスを発表しており、胸部CTでは肺の結節や陰影の検出だけでなく、心臓の自動セグメンテーションや大動脈の計測など、画像に含まれる全ての情報を解析できる、マルチオーガン（多様な器官）、マルチリーディング（多様な解析）を、しかもマルチベンダーで実現できるとしています。

日本では、キャノンメディカルシステムズが、ディープラーニングを用いた画像の**ノイズ除去再構成技術**（Deep Learning Reconstruction：**DLR**）を研究開発しています。DLRはCNNに低解像度（低品質）の画像データを、対応する高解像度低ノイズの教師画像データで学習させモデル化することで、入力画像のノイズを大幅に除去できるとしています。低ノイズの画像を高分解能で撮像できるだけでなく、計算量が少ないので超高分解能撮像を短時間で行えると発表しています。

日本の有力ベンチャー企業であるエルピクセルは、2018年10月に薬機法で最初に認証を受けた医療AIソフトEIRLを開発した会社です。頭部MRI画像情報より脳白質の高信号域を抽出して、その体積計測などの脳計測ができます。また大腸内視鏡検査中にリアルタイムでポリープを検出し、その組織診断を予測することが可能な検査支援システムも開発しました。大腸ポリープの検出感度98%、陽性的中率91.2%を達成しています。

このような装置やシステムは病変部位の検出や抽出であり、現状ではあくまで検査のサポートです。しかしやがてAI画像解析の精度が高まり、これが医師の診断精度を超えることができるようになると、放射線画像診断や眼底写真、病理診断は、このAI画像解析が専門医に代わる可能性も出てきます。これは、人間による診断には疲労などで、どうしても見落としが生じる可能性があるためです。近い将来AIが専門医の診断精度を超えたなら、患者にとっては有益です。将来的には、当該科の医療従事者の仕事内容は、次第に別の仕事内容、すなわちAIでは置換し難い業務内容に変化していくでしょう。

診断支援

診断プロセスにおいても、AI技術への取り組みが着実に進んできています。

総合診療システム

シーメンスは、検査画像だけでなく電子カルテや検体検査システム、病理検査システムのデータを組み合わせ、さらに診療ガイドラインを学習して、診断から治療までの方針を示す診断支援システムを発表しています。このシステムでは、診断に必要な情報とリスクファクターの提示および処置方法の提案まで担います。提案の根拠が確認できるので、医師はAI診断への不安が払拭できるようになっています。

GEヘルスケアは、多機能な医療AIプラットフォームを発表しています。そのなかには、電子カルテから自然言語処理を用いて読影時に必要なデータを事前に取得する機能や、画像診断AIによる検出に基づく読影のトリアージ機能があります。また、PACSを使わずにクラウドで画像データを保管・解析処理し、コストダウン運用を図るサービスもあります。

このような診断支援において、さらにAI診断の精度が高まってくると、医師による検査方針の決定や診断結果の判定などに、大きく関与してくるはずです。これにより、現在診断に関わる医師の仕事が効率化され、患者に対しての診断結果や治療方針の説明や不安解消などの、人工知能では対応できない仕事が中心になってくる可能性が十分にあります。

データ入力補助

電子カルテが、日本の病院に普及して久しいですが、現場の医療従事者にとってはデータの入力に手間がかかり過ぎる、という切実な問題があります。臨床現場では、電子カルテの重要性は理解していても、現実問題として忙し過ぎるためにカルテ入力がおろそかになったり、カルテに記入しているうちに、指示を出し忘れてしまったりする医師が少なくないそうです。これが原因で医療情報の質が低下し、医療ミスが起きることがあるのでは、電子カルテ導入の意義が薄まってしまいます。

四国にある石川記念会HITO病院では、業務の効率化のためICTを活用した「未来創出HITOプロジェクト」に取り組んできました。その一環として、音声入力による電子カルテの入力時間の短縮に成功しています。

効率化以前のリハビリテーション科のスタッフ39人の業務量調査結果によると、様々な業務のなかでカルテ入力時間が１日当たり15時間56分と最も業務量が多かったことを示しています。スタッフは１日の業務が終了してから、７～８人分の患者のカルテをまとめて入力していましたが、パソコンの数が限られるているために入力の順番待ちをする場合もあったそうです。

2018年６月にスマートフォンによる音声入力システムを導入すると、状況が大きく変わります。スマートフォンの音声入力なら、いつでもどこでも入力が可能となり、電子カルテの入力時間が70%削減されたのです。これにより、患者のリハビリ時間が増加してサービス向上となって、さらに残業時間を１/３以下に削減できました。現在市販されているスマートフォンやスマートスピーカーの音声認識能力は非常に高いので、このような実用性の高いデータ入力補助機能が実現できるのです。

図4-5　音声入力システムを利用したインフォームドコンセント

【現状】
パソコンしか見てないし
検査結果は多少良いです
【音声入力】
信頼できそうな先生だな
ご気分はどうですか？
発言は問診表に書いておきます

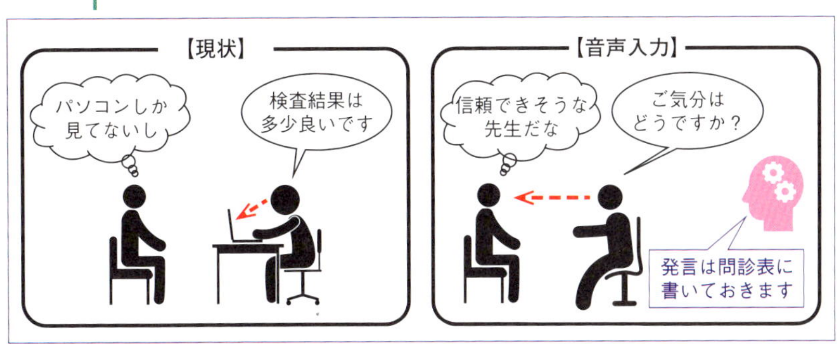

また、このような音声入力を用いることで、患者と向き合った診療ができるようになります。医師の口述や患者との会話を、正確に文章に記録できるので、図4-5のようにインフォームドコンセントが安心して行えます。リアルタイムの多言語翻訳機能も可能となるので、今後増えてくる外国人への対応も期待できます。近い将来には、このような医療AIによって医療クラークのような業務ができるようになり、医師が診療だけに集中できる環境が整うようになるでしょう。

米国にあるランドマーク病院は先進的で、これまで紹介してきたような医療AIの利用をすでに始めています。この病院では、高度なバーチャルアシスタント「Florence」の助けを借りて、投薬指示や検査指示の出し忘れを防ぐための取り組みを進めています。Florenceは、音声認識機能を搭載して医師の電子カルテ入力を容易にし、AIと自然言語処理を使って医師によるオーダーを追跡、遂行を見届けることができます。例えば医師が出した指示が途中で止まっていると、Florenceはオーダーが完了していないことを把握し、投与量や投与経路、投与頻度など、必要な情報を指定するよう医師に促します。さらに処方内容が正しいかどうかも、確認することができます。

ランドマーク病院は、このFlorenceを導入してから１年半で、医師によるオーダーミスを約30％減らすことができたのです。

文献検索

診療ガイドラインを策定するためには、関連する膨大な論文の中から重要な論文を十数件に絞り込む必要があります。このため担当する医師は、収集した大量の論文に目を通す必要がありました。そこで、この担当の医師が自らAI技術を用いた論文検索ツールを開発し、その労力を大幅に削減した実例があります。

東京共済病院の神田英一郎氏は、慢性腎臓病の診療ガイドラインを策定しようとしていました。しかし対象となる論文数は1000件ほどあり、査読にかかる労力は膨大です。神田氏は以前から統計処理で用いられる「R言語」になじみがあったため、テキストマイニングの手法を活用しようと思いついたのです。

その手法の概要ですが、人間が選択した100件ほどの論文のアブストラクトを教師データとし、そこで頻出する言葉を多く含む論文のアブストラクトを、残り900件の中から抽出しました。結果として、人間が見落としていた論文も抽出できたそうです。

自然言語処理の応用なので、論文からアブストラクトを抽出して形態素解析をするなど、データの前処理にノウハウと時間が必要です。しかし大勢の医師が疲弊しながら人海戦術で行ってきた論文検索や査読も、このAI技術を利用することで、労力を大幅に削減することができるのです。

AI技術を用いた文献検索の研究事例としては、筆者による「人工知能によるシステマティックレビュープロセスの高速化システムの構築」があります。**システマティックレビュー**（**systematic review**）とは、日本医療機能評価機構の「Minds 診療ガイドライン作成マニュアル」では、「クリニカルクエスチョンに対して、研究を網羅的に調査し、研究デザインごとに同質の研究をまとめ、バイアスを評価しながら分析・統合を行うこと」とされています。

前述した神田氏による慢性腎臓病の診療ガイドライン策定事例のように、膨大な手間のかかる診療ガイドライン策定業務の効率化は、全疾患領域において強く望まれています。そこで本研究の課題を、人工知能によるシステマティックレビュープロセスの高速化システムの構築としています。そして全疾患領域の予防と、治療法選択のための臨床ガイドライン策定に大きく貢献しようとしているのです。

手法としては自然言語処理を用います。PART3で説明したように、離散的な記号でしかない単語も、数値化して適切にベクトル化すれば、単語同士の距離を表現できます。同様な方法で、文章もベクトル化が可能となります。このベクトル化された文章同士を比較することで、文章間の類似度が計算できるので、基準となる文章と類似性の高い文章を、高速に検索することが可能となります。この文章のベクトル化手法にもいくつかありますが、そのなかで統計的言語処理モデルの**TF-IDF処理**を、ここでは簡略化して説明します。

文章同士を比較して、２つの文章が似ているかどうかを調べるために、文章の特徴量を数値化します。まず、「より多く出現する単語はより重要である」という直観を、数値で表現したもの、つまり単語の出現頻度を測ります。これを**TF処理**と呼びます。次に、「ある単語に対して、その単語が出現する文章の数が少ないほど、より大きな重みを与える」処理をします。これは文章の希少性を表しており、**IDF処理**といいます。このTF処理とIDF処理を掛け合わせたものがTF-IDF処理で、ここで得られた値を文章の特徴量として用います。この文章の特徴量をベクトル化することで文章同士の類似度の比較ができ、検索が可能となります。

このような方法を確立・発展させることにより、現時点で最もエビデンスレベルが高い臨床知見を、迅速かつ精密に提供することができるようになります。全疾患領域において我が国および世界の健康・長寿への治療ガイドラインの礎となるはずです。

さらに、出版済の全ての**システマティックレビュー・メタアナリシス**の自動アップデートが実現可能となるので、システマティックレビュー・メタアナリシスの概念そのものが変わるでしょう。

ビッグデータから必要とする情報を迅速に手に入れることが、このAI技術で可能となることは、全ての研究者にとって時間の節約となります。現在この情報入手の作業は、臨床疫学研究者・図書館司書・臨床試験検索コーディネーター・医薬情報担当者が担っています。この大部分の作業をAI技術で代替することで、世界的に見て人件費削減ができ、当該研究領域の飛躍的な進歩につながるでしょう。

また、英語以外の言語で書かれた医学文書のデータ検索、解析の効率化にも大きく貢献できます。これにより急速に人口が増大していくアジア地域での医学、医療においても、英語以外の情報検索に大きく貢献しうるはずです。

本研究は医療のみならず、あらゆる分野での応用可能性を持っています。専門家の暗黙知を学んだ人工知能が煩雑な作業を代行することで、人間はより生産的な仕事に従事できるようになります。これにより、人類が新たなイノベーションを創出するための一助となることを、筆者は期待しています。

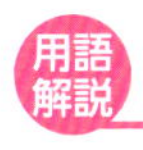

臨床研究の種類と特徴

・ケースコントロール研究（症例対象研究）

現時点の患者に対して、その原因を過去の記録・カルテを比較調査する簡便な観察研究です。原因不明の因果関係を見つけることが可能ですが、過去のカルテに記載のバラツキがあると使えません。またデータの選択にバイアスがあると結果が不正確となります。

・コホート研究

ある対象群に対して長期間の追跡調査をする観察研究です。１つの事象がある病気になるリスク要因かどうかを、比較的正確に見極めることが可能です。しかし調査に時間と多額の費用がかかるのが欠点です。

・クロスオーバー研究（交差試験）

新薬の効果検証などで、対象群を２つのグループに分け、おのおのの対象群を第１期と第２期で入れ替えて調査する介入研究の手法です。少数のサンプルでも誤差が少ないメリットがありますが、持ち越し効果があるとバイアスになります。

・ランダム化比較試験（RCT）

対象群をランダムに２つのグループに分け、片方に評価対象となる介入（新しい治療法など）を行い、もう片方には異なる介入（標準治療など）を行って介入効果を比較する研究です。治療効果を検証するには適していますが、研究の手間やコストが高いデメリットがあります。

・メタアナリシス

過去に独立して行われた複数の類似の研究結果を、統合して解析するエビデンスレベルの高い統計的手法です。データがあれば比較的簡単ですが、データや方法論の同質性が必要となり、都合のいいデータだけ集めてしまう欠点があります。RCTのメタアナリシスは、最もエビデンスレベルが高いとされています。

治療支援

近年、病院へのロボット技術の導入が増えています。ロボットの支援を受ける外科手術は、精度の高い切開により傷口が小さく、体へのダメージが少なくなります。そのため患部周囲の炎症を抑えられ、患者の回復も早くなります。

手術支援ロボット

2000年から利用が始まった世界初の手術支援ロボットが、「ダヴィンチ」です。この米国で誕生した製品は、世界市場をほぼ独占しており、1台約2億5000万円と高額ですが、国内でも約250台が導入されています。

ダヴィンチは、3つのアームと1つの3Dカメラを搭載し、アームのカセットを交換することで、様々な処置を行うことができます。術者は数メートル離れた場所に置かれたコンソールに座り、3Dモニターを使用して操作を行います。操作は直感的なことに加え手振れ防止機能もあるので、疲労が少なく細かな作業もできます。

日本のリバーフィールドが開発し2015年から販売しているのが、内視鏡カメラと連動した内視鏡操作システム「EMARO」です。世界初の空気圧サーボ制御によって、ダヴィンチの弱点だった術者への触感を伝えることが可能になっています。すでに全国で120の医療機関で使用されています。

これらの手術支援ロボットは、AI技術が搭載された自律型ではないので、術者は専門的な技術の取得が必要です。日本は高度なロボット技術を持っていますが、製造物責任法（PL法）やダヴィンチが持つ特許の壁、市場の狭さなどが理由で、参入が遅れているのが実情です。安全性が高く低侵襲手術が可能で低価格な手術支援ロボットが、日本だけでなく世界から望まれています。

将来的に低価格の手術支援ロボットが普及してくると、「ゴッドハンド」を持つ術者がいない地方の病院でも、正確で高度な手術が可能となり、全国的なヘルスケアサービスの均質化と品質の向上が実現していくはずです。

遠隔治療

2018年に、オンライン診療が保険診療として認められました。オンライン診療を導入するには、初期費用などが必要、運用に慣れるのに時間がかかるなどのハードルがあります。また対面診療より診療報酬が低く、現在は慢性疾患にしか利用できません。しかし制度上の課題は、オンライン診療の有効性が認知されてくるとともに、改善されていくはずです。

日本は少子高齢化が着実に進み、2025年には団塊の世代が後期高齢者となって、多死社会となっていきます。一定割合で発生する重症患者に対する集中治療のニーズは、確実に高まっていくはずです。しかし地方の救急・集中治療の現状は、中小規模の医療施設に集中治療室があっても、集中治療専門医がいないのが実態です。将来的にオンライン診療の環境整備が進んでくると、救命医療も大都市に遍在する専門医による遠隔治療が可能となってくるでしょう。

ダヴィンチのような手術支援ロボットは、術者が患者と離れたコンソールで操作をして手術を行います。現在はコンソールとロボットアームはケーブルでつながっていますが、もともとダヴィンチは米軍が戦場での兵士の手術を、遠隔地から行うために開発されたものです。原理的にはケーブル接続ではなく、ネットワーク経由での遠隔操作による手術が可能です。

しかし課題として、遠隔地の場合にはネットワーク遅延によって目視映像と操作にズレが生じたり、ネットワークが切断されたりするリスクがあります。2020年に登場する高速大容量の**5G**（第５世代移動通信システム、→P134）によって、伝送遅延は大幅に短くなりますが、高周波数帯の電波を使うために通信距離が短いのが弱点です。しかしこのような技術的課題も、やがて解決するでしょう。

日本には全国に中小規模の病院が多数あり、高齢化の進んでいる地方医療を支えています。しかし慢性的な医師不足により、現場の医師は過重労働で疲弊している状況です。オンライン診療の進展は、医師の偏在を均等化し業務効率化を進めるので、地方医療の問題も大きく改善していくことでしょう。

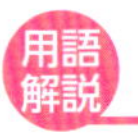

5G

5Gとは第５世代の移動通信システムです。現在の第４世代（4G LTE）と比べて、高速・大容量・多接続・低遅延が実現でき、人間が持つデバイスからIoTまで幅広いニーズに対応ができます。総務省は4Gの２倍以上の帯域を5Gに割り当て、さらに都市部だけでなく地方にもエリア展開するよう携帯電話会社を指導し、自動運転や遠隔医療などのIoTを後押ししています。

しかし高速大容量を実現するために、4Gで使われてきた3.6GHz帯の電波から、さらに高周波帯の電波になるため、通信距離が短くなります。このため基地局の設置密度を上げる必要があり、設備投資が膨大になるリスクがあります。この5Gサービスは、2019年４月に韓国と米国で開始されていますが、日本では2020年に予定されています。

看護支援

医療現場では、毎日のように定型的な書類を大量に発行しています。診断書、診療情報提供書、訪問看護指示書、療養計画書、健康保険傷病手当金支給申請書など、様々な書類を現場で作成する必要があります。これらの事務作業は、最近企業や官庁で普及してきたPCのアプリケーションを人が操作するのと同じように動かせる、**RPA**（→P136）と呼ばれる自動化ツールが利用できます。このRPAを利用すれば、電子カルテのデータを転記して、書類を作成するような定型作業なら、自動化することが今でもできます。医療現場でも、このようなツールを活用すれば、大幅な業務の効率化が図れ、患者に向き合う時間を増やすことができます。

スマートスピーカーの節で紹介したように、スマートスピーカーの持つ音声アシスタント機能を用いることで、患者とのコミュニケーションが円滑になります。ナースコール機能はもちろん、数十カ国対応可能なリアルタイム翻訳機能もあります。外国人の患者だけでなく、外国出身の看護師にも大いに役立つでしょう。さらに、実用的な音声からの文字起こし機能が、すでに実現しています。今後は様々な場面で、音声アシスタントが利用されていくはずです。

入院患者のバイタルデータの収集とモニタリングは、現在でもウェアラブルデバイスを用いることで常時遠隔監視が可能です。患者の体温、血圧データ、心電データを管理・分析し、異常時のアラート発信はもちろん、AI技術を用いることで脳・心血管疾患の発症リスク評価もできます。

米国テキサス州の病院では、2018年10月から看護師支援ロボット「モクシー」が試験運用を開始しました。ディリジェント・ロボティクスが開発したモクシーは、病院で医療品を探して運搬する後方支援型のロボットです。忙しい看護師に代わり、頼まれた医療品を探して運ぶのが仕事で、患者とは直接対面しません。このモクシーによって、看護師の仕事の３割を占めていた医療品探しの時間が大幅に削減され、看護師たちの負担を軽減してくれています。

慢性的な看護師不足のなかで、ロボット技術やAI技術は看護業務の負荷を大きく下げてくれることが期待できます。医療機関の大半は、厳しい経営状況です。国の財政状況を考えると、今後も医療費の抑制が続いていくでしょう。したがって、これからの病院経営は、患者からだけでなく職員からも選ばれることが重要となる時代になっていきます。優秀な職員の採用と定着のためにも、最新技術の積極的導入と活用は必要なのです。

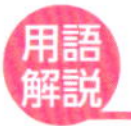

RPA(Robotic Process Automation)

RPAとは、主に事務作業を自動化するためのソフトウェア製品です。パーソナルコンピューター（PC）で行うルーティンワークの事務作業なら、RPAは全て自動化できます。Windows対応のアプリケーションならば一般的なRPAで問題なく動作するはずです。このRPAの特徴は、作業担当者でもRPAへの一連のタスク指示が、簡単にできることにあります。このRPAを導入することにより、担当者は単調な事務作業から解放され、人手不足も解消されます。さらにRPAは時間に縛られないため24時間稼働可能で、作業ミスを撲滅できるため、業務品質の向上にもなります。このようにRPAの導入メリットが多いので、近年のRPAブームとなっているのです。

RPAはPCの画面を使って作業することなら、基本的に実行可能です。ただし一定期間以上定期的に繰り返すような作業タスクでないと、RPAへの設定作業が無駄になってしまいます。またRPAの稼働中は、そのPCはRPAが占有しますので担当者は使えません。またタスクで使うアプリケーションの画面がわずかでも変更になると、エラーとなります。このような注意点があっても、導入効果の方が高いので、企業や官公庁などで積極的に利用されています。

創薬支援

新薬を創出できる国は、世界でもごくわずかです。日本は米国、スイスに次いで世界３位の新薬創出国であり、アジアで唯一の新薬創出国です。しかし現在の創薬は、医薬品メーカー１社では負担できないほど巨額の費用がかかります。そのため、人工知能を用いた創薬を加速しようと100社の企業や研究組織が集まり、2016年に「ライフインテリジェンスコンソーシアム（LINC）」を結成しました。

医薬品業界は知識集約型であり、従業員当たりの産業別付加価値額では、最も高付加価値な産業です。しかも創薬ビジネスは、日本の経済成長と科学技術の発展、さらには健康長寿社会の実現に大きく寄与できます。このため国を挙げて後押しし、AI技術を創薬に応用することで、日本における創薬機能の生き残りをかけているのです。

図4-6　医薬品の開発プロセス

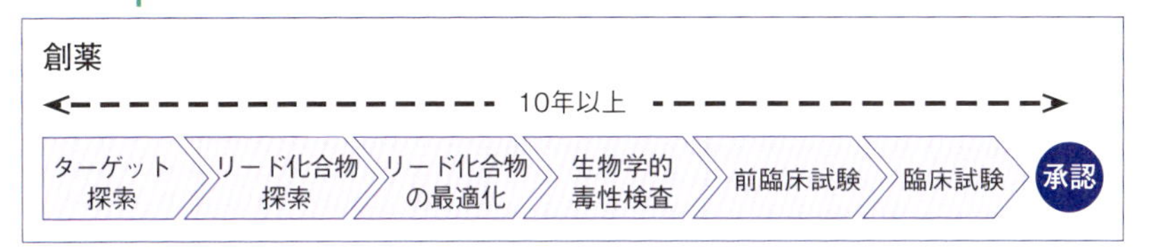

図4-6にあるように、創薬の開発プロセスにはいくつもの段階があります。しかもターゲットとなる病気に対して、有効となる可能性がある物質「**リード化合物**」を見つけても、そのリード化合物が最終的に医薬品になる確率は、毒性試験や臨床試験を経ておよそ1/25,000以下しかありません。それほど非常にリスクの高いビジネスなのです。

このLINCでは、創薬の全プロセスに人工知能を活用しようという積極的な目標を掲げています。2020年までに約30種類の人工知能開発プロジェクトを並行して進め、最終的には連結させる計画となっています。人工知能を製薬メーカーが利用することで、日本の製薬業界は生き残りをかけているのです。

創薬は一般的に10年以上の開発期間と1,200億円以上の費用がかかります。このため、スーパーコンピューターによる分子シミュレーションを活用した「**インシリコ創薬**」が再び活発になってきています。従来は、数百種類の化合物を合成し、その化合物がターゲットとなるタンパク質と結合するかを、実験して確認していました。これを、コンピューターに化合物設計させてタンパク質との活性をAIに予測させようとしているのです。

ところがAIの予測範囲や精度は、既存の教師データの質と量に依存するので、新規の事象を発見できるわけではありません。このため実験データがないところは分子シミュレーションで模擬実験して、その結果をAIに利用しています。実際の実験をして誤差を補正する必要がありますが、コストがかかる実験を減らして、創薬プロセスを加速させようとしているのです。このように、理論系研究者（ドライ）と実験系研究者（ウエット）が連携をして、その技術を融合させる意欲的手法が、現在日本で試みられています。

創薬コストを下げる方法として、既存薬を他の病気の治療に転用する「**ドラッグリポジショニング**」という方法があります。この方法にAI技術を利用する研究が進んでいます。これは近年、生活習慣病などの薬を長期間使った人の健康に表れる影響や、薬の効き目や副作用などのデータベース整備が進んできたためです。これらのデータベースを機械学習で解析して、別の効果の予測をしようとするのです。

ドラッグリポジショニングは、人への安全性が確認済みのため、大幅に新薬開発コストを下げて期間も短縮化できます。このため現在、様々な研究が行われています。

日本では３人に１人はがんで死亡しています。現在、がん細胞だけでなく正常細胞も攻撃してしまう化学療法に代わり、がん細胞だけを狙い撃ちする分子標的治療や抗体医療が主流になってきています。しかし、その分子標的薬が患者に効くかどうかは、事前にわからないことが多くあります。このため、患者の全遺伝子情報（ゲノム）を解析して、対象となる患者に合った治療薬を選ぶ「**個別化医療**（→P139）」が求められています。つまり、これからの時代は、がんの種類によって治療法を決めるのではなく、患者のゲノムごとに治療法を決める時代になってきているのです。

2001年に13年をかけて終了した「ヒトゲノム計画」では、人間のゲノムを読み取るのに9500万ドルものコストがかかりました。しかしDNA解析装置（**シーケンサー**）の劇的な技術革新によって、2021年にはゲノム解析時間が約１日に短縮化され、コストも約10万分の１の100ドルになると予想されています。現在は平均的な患者を前提とした治療が主流ですが、患者のゲノムを用いて患者ごとに最適化された治療を行う、個別化医療が可能となってきました。

個別化医療に用いられる医薬品は、当然ながら多品種少量生産となり高コストになってしまいます。そこで、製造施設のスペースを大幅に削減して連続生産が可能な新型の生産設備を開発し、薬の生産コストを10分の１にする計画も日本で始まっています。

用語解説 個別化医療

平均的な患者に行う標準治療は、患者の遺伝子の違いにより治療効果に大きな差が出る場合があります。そのため患者のゲノムを解析し、患者ごとの病気や病態を決定づけている遺伝子やタンパク質をより詳細に調べ、直接作用する薬を投与することでその患者に合わせた治療を実施することを、個別化医療といいます。主にがん治療に対しての活用を期待され、長年研究が行われていますが、現状ではそれほど実績は上がっていません。また患者個別の治療薬になるため、高い薬価になってしまうことが大きな問題になっています。

疾病予防

疾病予防や予測の分野には、AI技術が使われたサービスが、近年続々と登場しています。

国立国際医療研究センター（NCGM）は、健康診断の結果を入力するだけで３年以内の糖尿病発症のリスクを予測するツール「糖尿病リスク予測ツール」を無償公開しています。糖尿病と診断されたことのない30～59歳の人を対象として、約３万人の健康診断データにもとに、機械学習で予測しています。

体重、血圧、喫煙習慣などの基本項目よる予測と、さらに空腹時血糖値やHbA1cなどの血液データの追加でより精度の高い予測ができます。PCの画面から２つのどちらかを選択し、データを入力することで、３年以内の糖尿病発症リスクとともに、同性・同年代の中での相対的な比較がグラフで表示されます。

SOMPOホールディングスと東芝は、100万人分の最長８年の健診データを基にした、２型糖尿病・高血圧症・脂質異常症の３つの生活習慣病リスクを予測する、スマートフォンアプリを開発しています。

NTTデータとNTTでも、健診データを基に生活習慣病（糖尿病、高血圧症、脂質異常症）の発症リスクを予測する技術を開発しています。この発症リスク予測技術は、健診データ分析事業（約10万人×最長６年分）に適用された実績があり、**ランキング学習**を用いることで正解率９割という高い予測精度が得られています。

最近になって、このようなヘルスケアサービスが数多く登場してきた背景には、AI技術の発達もありますが、PART1で説明した次世代医療基盤法などの法整備の改定が背景にあります。

健康診断などのヘルスケアデータは、以前から大量に蓄積されてきました。従来からある機械学習を用いれば、このようなビッグデータを解析し疾病予測などをすることは、今までも可能でした。しかし検診データは各健康組合が個別に管理しており、医療情報を要配慮個人情報として第三者への提供を禁じる個人情報保護法などが、医療情報活用の妨げとなっていました。これが法制度などの環境整備によって、一気に進んだのです。この健康情報データの一元管理であるPHRを、政府は積極的に取り組んでいます。このような施策によって、疾病予防や予測のサービスは、今後ますます盛んになっていくはずです。

column
人工知能冬の時代

人工知能の研究には、記号操作系とニューラルネットワークの２系統があります。主流は人間の知能を記号で全て表そうとした記号操作的人工知能です。この主流派からは、様々なアルゴリズムが提案されて、やがて現代の機械学習が生まれていきます。人間の脳神経ネットワークをモデルとしたニューラルネットワークは、長年の間、異端児でした。

世間から見放された人工知能の研究は、政府からの研究費が大幅に削減されても、研究者たちが細々と地道に研究を続けます。この時代になると、それまでは人工的な知能を創ろうと、気宇壮大な目標を掲げていましたが、もっと現実的に目標を絞り込むことにしました。例えばその当時に急成長していたビデオゲームです。ビデオゲームはルールベースなので、人工知能研究とは相性が良かったのです。ビデオゲームに登場するキャラクターたちに知的振る舞いをさせることで、その成果を実社会に適用することを狙ったのです。ビデオゲームの開発では金銭的報酬も得られ、どんどん複雑化し高度化

column

していくビデオゲームには高い技術力が要求されていったからです。単純な命令で、エージェントやキャラクターたちに複雑な行動や知的な会話をさせることに人工知能の技術が役に立ったのです。

当時は、他に人工知能の応用先として「エキスパートシステム」というものがありました。これは特定分野の専門家が使う問題解決のための補助ツールです。知識と推論を組み合わせて、問題解決を手伝うためのツールなので、人工知能の応用先としてはうってつけと思われたのです。医者の知識と経験をエキスパートに取り込めば、エキスパートシステムに聞くだけで治療方法を教えてくれることが期待されたのです。

多少実用的なプログラムがいくつか出てくると、大企業が飛びついてきました。石油採掘用の地質分析プログラム、農家サポート用プログラム、コンピューター会社用のシステムコンポーネント選択プログラムなどなどが出現し、一気にアプリケーションが広がったのです。ピークの1985年には、なんと10億ドルという巨額な資金が、エキスパートシステムを開発している企業に流れ込んだのです。

しかしエキスパートシステムの基本構想はよかったのですが、運用面で実用的ではないことが、すぐに判明しました。ルールベースなので、最初の想定を超えた状況になると当然ルールを追加していくことになります。実用性を保つにはアップデートを頻繁にする必要があります。ところが命令をどんどん追加していくと、推論の正確性が失われていきます。運用コストも膨れ上がり、結局利用者は短期間でシステムを見放してしまいます。

雨後のタケノコのように、続々と出現していたエキスパートシステムのベンチャー企業は、あっという間に倒産してしまったのです。

column

第五世代コンピューター

日本は当時バブル時代の幕開けで、米国の社会学者が書いた『ジャパン・アズ・ナンバーワン』がベストセラーとなり、日本は今の人には想像もつかないほどの勢いがありました。通商産業省（当時）は『電子立国日本』を掲げて安定成長を演出し、半導体では米国を追い落とそうとしていた時代です。通産省はIBMにやられてばかりいるコンピューターに挑もうと、独創的コンピューターを創ろうとしたのです。それが1982年に新世代コンピュータ開発機構『ICOT』を設立した動機で、『第五世代コンピュータ計画』を産むことになります。日本人工知能学会もまだなく、人工知能の研究者はまだまだ少なかった時代でした。しかし米国でのエキスパートシステムブームをにらんで、ここで一気に人工知能に関して世界のトップランナーになろうともくろんだのです。

しかし10年の歳月と570億円の資金を投入して出来上がったものは、強力な並列推論マシンでした。しかもアプリケーションソフトは、ほとんどない状態です。新しいハードウェアに新しいOS、新しいプログラミング言語を開発したので、投入された工数や費用、計画時の目標は達成しています。しかし通産省が予算獲得のために喧伝した人工知能マシンではありませんでした。人工知能を創り出すのに必要だったのは、強力なハードウェアではなかったからです。結果論ですが、人工知能をどうすれば実現できるかなどは、当時はもちろん今でさえ世界中の誰も、研究者でさえ見当もつかなかったのが主な原因でした。

それでもあの時代に、並列コンピューターを実現できたことは、技術的に見ると優れていたと思います。また人工知能学会が設立され、人工知能分野で若い研究者が育ったことも成果といえます。しかしその後、現在のAIブームが訪れるまでの長い間、研究者にとって「人工知能」という言葉は、口にしてはいけないタブーとなっていたのです。

PART 5

変容する社会と医療の姿

こんなとき、AIがあれば……

医師たちのつぶやき⑤

▶ 20：00　病棟にて

病棟スタッフ：「先生、電子カルテにさっきの処置を入力してくださいね。あとは入院診療計画書とDPCの入力と病名と……」

外科医：（今日も昼めしまともに食ってないなぁ。しかも子どもの誕生日だったけど、やっぱ帰るの無理だよな……）

▶ 23：00　病棟にて

指導医：「明日の夕方までに、カンファ用の受け持ち患者さんのサマリー10人分書いておいて、よろしく！　教授からよろしくだから。あとこの論文も読んどいて」

研修医：（さっき重症患者さんの対応終えたばかりで、それどころじゃないよ……。今日も帰れないよ。ほとんど電カルや検査結果のコピペだろ、めんどくせえし、いらなくね？　誰も読んでないじゃん）

人工知能は仕事を奪うのか

日本の労働環境とAI技術の影響

図5-1 労働人口の減少

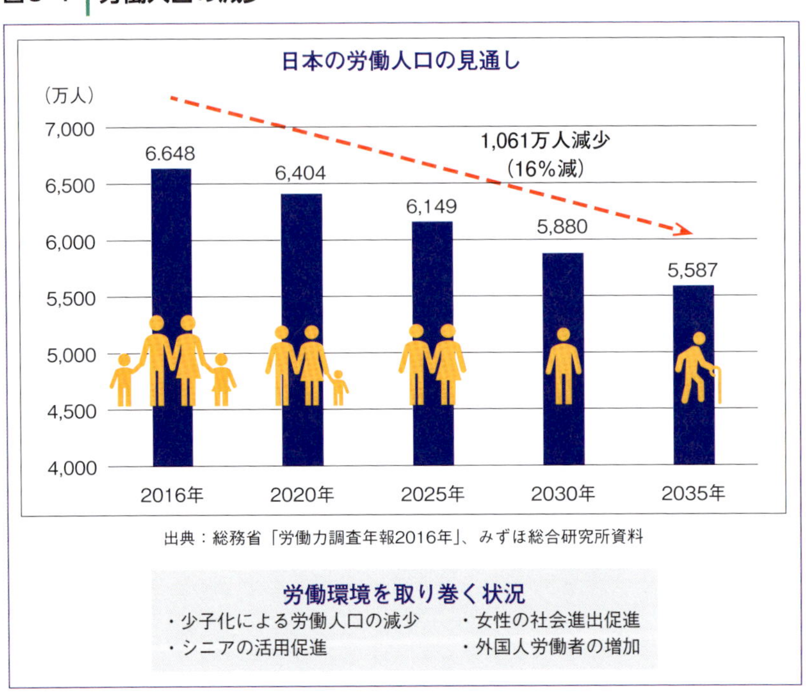

2008年をピークに、日本は人口減少社会に突入しました。総務省の発表によると、図5-1のグラフにあるように2016年で6,648万人あった労働人口は、10年後の2025年で6,149万人、20年後の2035年には5,587万人に減る見通しになっています。このままでは、20年間で16%も労働人口が減少することになります。労働人口の減少が続くと、社会保障の担い手が減少し、高齢者の増加による社会保障給付金の増大と相まって、国

の財政はさらに悪化していきます。このため、労働人口の減少に歯止めをかけ、さらにイノベーションの創出による生産性の引き上げがないと、日本はマイナス成長の連鎖に陥ると指摘されています。

また労働環境も、この少子化による若年層の減少とともに、女性の社会進出の増加や外国人労働者の増加など、従来の状況が変化しています。政府主導による「働き方改革」においても、女性労働力を男性並みに引き上げることや、シニア層の活用を促しています。したがって各企業は、労働環境を改善し労働時間の短縮を進める必要があります。この難しい課題を解決する方法は、労働生産性の向上です。日本の労働生産性は、2017年時点で世界21位と先進国のなかでは最も低くなっているのが実態です。長時間労働が常態化している医師も含め、日本の企業は労働生産性の向上に努めなければならないのです。

厚生労働省の資料によると、2017年における日本の労働者総数は5,800万人強です。AI技術は、あらゆる業界で利用可能な非常に汎用性の高い技術です。このためAI技術はITと同様に、全産業の雇用に影響を与えていくでしょう。

前述したように、日本は人手不足が恒常化します。その対策として企業は、生産性の向上に努めるしかなく、積極的にITやAI技術を利用していくはずです。そうなると次第に生じることは、単純作業、ルーティンワークの機械化による減少であり、最後は消滅です。実際には数十年はかかると思われますが、最終的に残るのはAIが苦手な業務と、AIに置き換えた方がコスト高になる業務のはずです。

AIが苦手とする業務の1つは、コミュニケーションです。問診や患者への診断結果、治療方針の説明のように、患者とのコミュニケーションが重要となるような業務はAIにはできません。スマートスピーカーのところで説明したように、現在のAI技術では、質問に回答することはできても、一般常識を必要とする自然な「会話」をすることが原理的に困難だからです。

また課題を自ら設定する能力はありません。現状のAIは与えられた課題を解くことならできますが、自ら課題を設定することはできません。周囲の状況を分析して何が問題かを発見し、解くべき課題として設定したり、目標を定めたりすることができるのは、今のところ人間だけです。創造力を必要とする業務も難しいでしょう。

図5-2 AI導入による業務の高度化

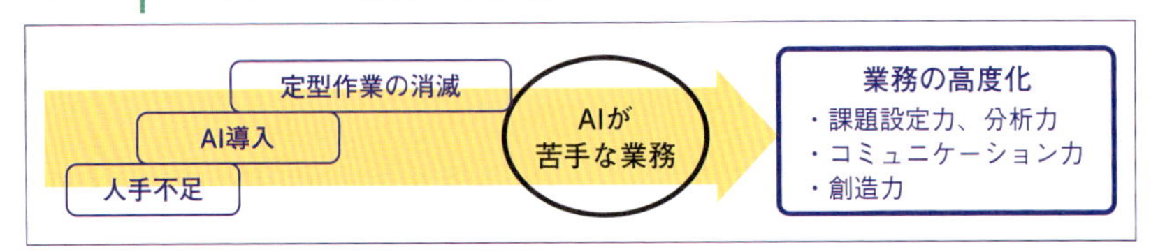

企業のあらゆる業務がいずれ変容していきますが、その先にあるのはAIが苦手とする業務だけになると考えられます（図5-2）。

AIが職業に与えるインパクト

図5-3 人工知能が職業に与えるインパクト

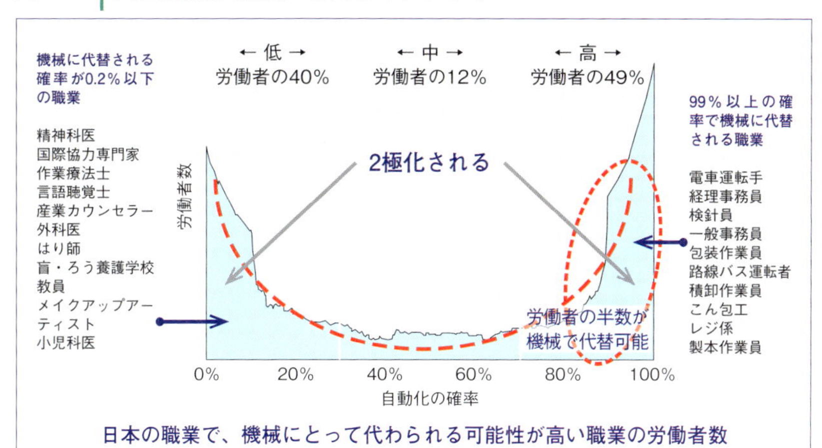

野村総合研究所　2015年資料

出典：野村総合研究所　レポート「日本におけるコンピューター化と仕事の未来」を基に作成
https://www.nri.com/-/media/Corporate/jp/Files/PDF/journal/2017/05/01J.pdf?la=ja-JP&hash=6B537BB1EB48465D0AF4A3EA1B1138809F916683

野村総合研究所が2015年に発表したレポート「日本におけるコンピューター化と仕事の未来」は、日本で様々なマスコミに取り上げられ、議論を巻き起こしました。このレポートは、オックスフォード大学でテクノロジーと雇用について研究している経済学者と機械学習の専門家との共同研究結果です。601種類に分類されている日本の職業の、自動化可能性を検討したもので、今後数十年で職業が自動化される確率を推定し、その職業に就いている労働者数を算出しています（図5-3）。

このレポートは、労働者は自動化率が高い職業と、精神科医、外科医、作業療法士などの自動化率が低い職業の両極に分かれていると指摘します。そして自動化可能性が高い職業に、労働者の半数である49%が就いていることになります。

自動化の確率が高い職業ほど、自動化が早く訪れます。自動化率99%以上の職業は、電車運転手、経理事務員、検針員、一般事務員、包装作業員、路線バス運転者、積卸作業員、こん包工、レジ係、製本作業員です。実際、現在すでに自動化されている職業がほとんどです。なおバスの自動運転は、現在日本でも公道でテスト中です。

これらの職業以外では、会計監査係員、税務職員、行政書士、弁理士など、単純業務でない専門的職業でも自動化の可能性が高いとされています。この理由は、すでにこれらの機能を提供しているクラウドサービスが存在しているからです。政府も率先して、行政手続きのワンストップサービス化を計画しているので、会計処理や税務処理は個人でも簡単にできるようになるはずです。

逆に自動化の確率が0.2%以下の職業は、精神科医、国際協力専門家、作業療法士、言語聴覚士、産業カウンセラー、外科医、はり師、盲・ろう養護学校教員、メイクアップアーティスト、小児科医となっています。全て人を相手にする専門家です。雑誌記者、中学校教員、弁護士、歯科医師なども代替リスクが低い職業に入っています。一方で、翻訳や司書などの職業は中間となっていました。

このレポートが示している、スキルの高い職業と低スキルの2極化現象は、先進経済諸国に共通する現象だそうです。米国における雇用の自動化可能性についての研究は、すでに2013年に発表されています。そこでは米国の職業の47%が自動化される可能性が、技術面から見て極めて高いとなっています。このように中間層の空洞化は、コンピューターテクノロジーの発達が原因と、多くの論文で指摘されています。低スキルの労働者が機械に置き換わった後、さらにAIが発達すると、中程度のスキルの労働者まで居場所は減ってくるでしょう。

人工知能が得意なタスク

この野村総合研究所のレポートが示しているのは、あくまで技術的観点からの分析結果であり、601種の職業単位での検討結果です。現実には、このレポートにあるような技術的理由だけで仕事が機械化されるわけではありません。ビジネスや経済的観点から、機械化・自動化は検討されるものです。企業は、通常コストが見合わなければ自動化はしません。また、自動化が進んだからといって、ある職業そのものが消滅するのではなく、その職業のなかの、特定のタスクやプロセス単位で自動化されていくはずです。つまり、ある職業の仕事が全部自動化されることは、あまり考えられません。

仕事は、通常複数の種類のタスクで構成されています。医師なら、患者を問診したら検査、診断、治療を行い、カルテを書いたりするなどのタスクがあるはずです。そのいくつかのタスクが、次第にAI技術によって自動化や半自動化されていくでしょう。しかしどの職業においても、職業そのものが失われてしまうということは、すぐにはないはずです。その仕事を構成しているタスクの量や組み合わせが、自動化の影響により変化していきます。そして仕事そのものが再構築されることで、職業に影響が及んでくるはずです。

薬剤師は、医師が処方した様々な薬を、調剤したり患者に説明したりしています。しかし自動化が進めば、薬剤師自らが薬を棚から選んだり調剤したりすることはなくなるはずです。自動で患者ごとに服薬単位で分包された薬の内容確認はしますが、主な仕事は患者に対する服薬指導や効果・副作用の確認になるはずです。患者が他にも薬を飲んでいないか、アレルギー体質ではないか、妊娠していないか、薬の副作用を起こす条件がないかなど、AIにできない患者に手渡す際の確認が、重要な仕事となるでしょう。

カーネギーメロン大学のミッチェル博士とブリニョルフソン博士が共著で、2017年の『Science』誌に発表した論文「What can machine learning do? Workforce implications」によると、「機械学習に向いている」つまり機械学習に奪われるかもしれないタスク８項目は以下のようになっています。

1　定義可能な入力と定義可能な出力のマッピングができるタスク

猫の画像を種類別に分類するなどの「分類」や、企業の売上予測などの「予測」は、AIが得意とするタスクです。

2　大量のデータセットが存在するか、入力・出力のペアを含むデータセットを作成できるタスク

AIが学習する教師データが多ければ多いほど、AIの判断は正確になります。

3　明確に定義可能な目標と数値が存在し、わかりやすいフィードバックがあるタスク

目標を明確に説明できさえすれば、その目標達成のプロセスを最善に定義できなくてもAIはうまく機能するはずです。

4　多様な背景知識や常識に依存する論理が不要で、ロジックの連鎖が長くないタスク

AIはデータから経験的な関連性を学習するのは得意ですが、一般常識やコンピューターが知らない背景知識に依存するタスクや、複雑な計画がタスクに必要な場合だと不得意です。

5　どのように意思決定するかを、詳細に説明しなくてもよいタスク

AIは、判断した理由を説明するのが困難です。現在、「説明可能なAI」について研究されていますが、まだ実用化はされていません。例えば、AI

は特定の種類のがんや肺炎などについて、人間の医師よりも正確に診断できるケースが多いのに対し、どうしてそのような診断をしたかという理由付けをする能力は人間より低くなります。

6　エラーに許容度があり、解を修正したり最適性を修正する必要がないタスク

ほとんどの機械学習アルゴリズムは、統計や確率に依存しています。人間も同様なのですが、そのためエラーの許容度は重要な指標となります。

7　学習させる現象や機能が、時間の経過とともに大きく変化しないタスク

一般的に機械学習のアルゴリズムは、本番データがトレーニングデータと類似しているときのみ機能します。

8　特殊な器用さ、肉体的スキルや移動性が必要とされないタスク

リアル空間で移動して物理的操作が必要となるタスクでは、現時点で最高水準のロボットでも人間より不器用です。

図5-4　AI活用後の医師のタスクの変化

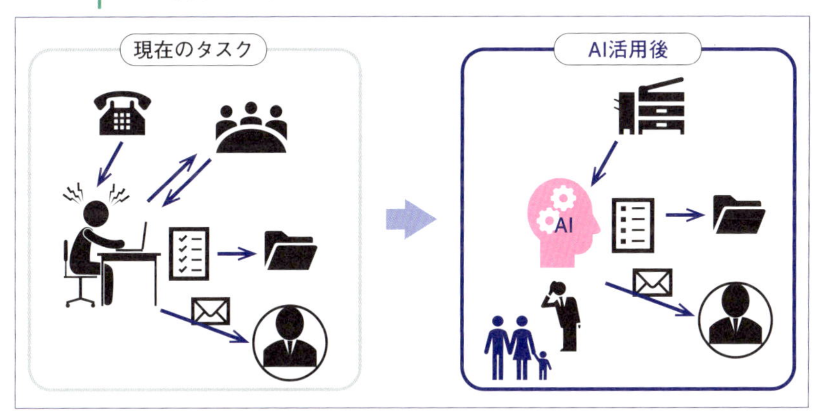

近い将来、医師たちが診断を下す際に、コンピューターを利用する割合は格段に増えるはずです。しかし音声認識やAIによるタスク自動化が進ん

だコンピューターに向かって、キーボードを叩く必要はありません。この業務効率化によって得られた時間を、患者と向き合う時間に割り当てられるはずです（図5-4）。事務員が行う事務作業の一部は消えますが、人と接するという部分は今後より一層重要になってくるはずです。人と人とのコミュニケーションは、AIには不向きなのですから。

2045年になると、人工知能が人間の知能を超えてしまう「**シンギュラリティ**（→P154）」が起き、仕事がAIに全部奪われてしまうのではないかと、心配をしている人がいるようです。しかしPART3で説明したように、AI技術には「シンボルグラウンディング問題」という解決困難な本質的課題があります。研究者間では、体を持っていないコンピューターには、「環境および身体と不可分の関係にある知能（**身体性の重要性**、→P155）」を、獲得できないという認識になっています。この非常に困難な課題を解決しない限り、人間を超えるような「超知性」が登場するようなことはないはずです。しかし、それでも着実にAI技術は進化が続いていきます。人間は、AI技術ではなし得ないような能力を、磨かなければならないことは確かでしょう。

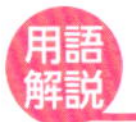

シンギュラリティ（Singularity）

シンギュラリティとは、数学や物理学で「特異点」を意味します。この言葉を有名にしたのは、米国の未来学者のレイ・カーツワイルです。カーツワイルは、近年技術進化が指数関数的に急激に進化し続けていくため、このまま推移すると2045年には技術的特異点に達すると予測しました。その頃は人工知能が進化して人間の知性を超え、社会は激変するだろうとし、このシンギュラリティという概念を広めました。

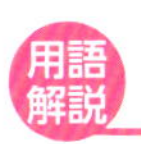

身体性の重要性

図5-5　知能の全体像

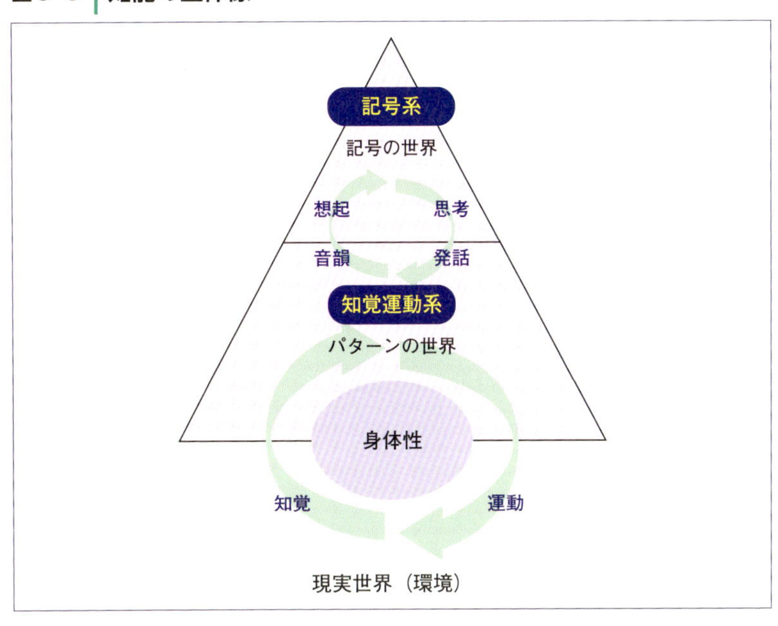

現在、知能の全体像は図5-5のように知覚運動系と記号系の２階建て構造になっていると考えられています。人間も動物も、あらゆる生物は現実世界にある環境中に生きていますので、環境からの刺激を知覚して、それに応じた行動をするというループが基本となっています。これが、環境における身体性の重要性です。

この身体性とは、行動体と環境との相互作用を身体が規定することで、環境との相互作用に構造を与え、認知や行動を規定する基盤となるものとなっています。従来は現実世界からの刺激を、うまくパターン処理できませんでした。これがディープラーニングの登場によって、まず視覚系で可能となり、認識系が発達しました。そして次は、身体性の研究が盛んになってきており、これからロボット分野が発達していくと考えられます。

人工知能時代における医療従事者とは

現在は第３次人工知能ブームと呼ばれており、医療データの活用やICTに支えられた地域医療など、医療分野においても大きなパラダイムシフトを迎えようとしています。このような人工知能時代においても、人間である医療従事者は、できること・すべきことを考え、理解することは重要です。今のところ、医療従事者の仕事が人工知能に完全に取って代わられることは、前述したようにないといえるからです。

しかし今後、多くの医療分野で人工知能技術を活用していくことは明らかです。人工知能技術は医療行為を補助してくれるツールの１つなので、医療従事者が人工知能の活用方法や注意点などを理解することは、必要不可欠となっていくでしょう。

人工知能の大きな特徴は、ビッグデータからディープラーニングによって、その特徴量やルールを自動で抽出できるようになったことです。これにより医療分野では、特に画像診断において人工知能の実用化が進んでいます。

例えば、頭部MRA画像の局所のMIP画像を入力として、脳動脈瘤を検出するCAD（Computer Assisted Detection）などが挙げられます。CADは現状、１つのCADがほぼ１つの臓器の１つの疾患にのみ対応しており、見逃し防止の参考意見程度の位置付けとして使用されています。

しかしCADは、教師データの不十分さや高価などを理由に、一部ソフトウェアを除いてほとんど普及していません。質の高い正解ラベルの作成に、専門知識を持つ医療従事者による多大な労力が必要となってしまうからです。つまり現状では、人工知能技術だけで画像診断を完全自動化することは難しいということになります。

このような状況を打破すべく、現在共通プラットフォームの作成が東京大学で進んでいます。このCADの開発・臨床応用の促進を目指すプラットフォーム「CIRCUS」は、フリーソフトとして公開されています。CIRCUSには、病変候補画像の下に正解作成のためのフィードバック用ボタンが配置され、フィードバックによって教師データが容易に蓄積される仕組みとなっています。技術が進んでも、専門知識を持つ医療従事者の経験が、必要不可決なままということです。

薬剤師においては、正しい薬を正しい個数、正しい患者の袋に入れるという作業のみに注目すれば、やがて人工知能などの自動化技術に取って代わられます。しかし、患者とのコミュニケーションやインタビューによって得た知見を医師にフィードバックして処方に生かすといった行為は、人工知能では行うことができません。多種多様な人や薬を対象として処方するには、人間の薬剤師による患者とのコミュニケーションがやはり必要不可欠なのです。

患者を相手にする看護師においても、同様です。しかしそうだとしても、人工知能搭載ロボットが発展していくと、看護師は少ない労力でより細かいケアを行いやすくなり、患者のより詳細な状況把握ができるようになります。したがって看護師も、進化する技術を積極的に活用するべきでしょう。

高度な専門知識を有する医療従事者は、次第に人工知能が医療に有用な部分を吸収して利用していくので、人間が行うことに価値のある部分を、今まで以上に伸ばすことが重要となります。2017年の北米放射線学会(RSNA 2017)で、「AIを使う放射線科医が、使わない放射線科医に置き換わるだろう」という発言があったように、人工知能は使いこなすことが大切なのです。さらに、自身の分野に関する人工知能技術の進展に注視するだけでなく、これらの技術の発展に寄与する姿勢が求められることでしょう。

人工知能時代における日本の医療の姿

図5-6 人口減少と高齢化社会での課題と対応

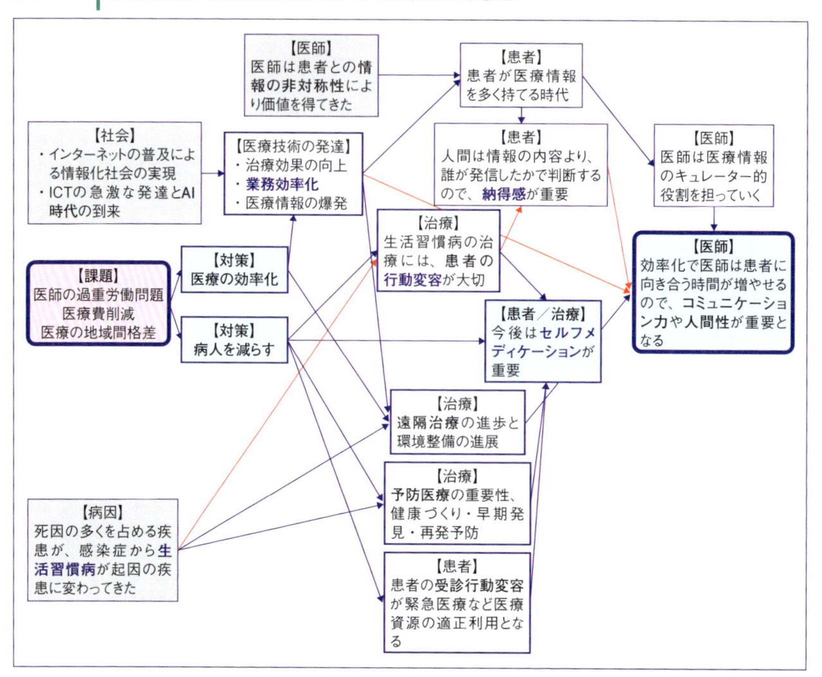

ご存じのように、日本では急速な高齢化が進んでいます。65歳以上の高齢者人口と、15歳から64歳までの生産年齢人口の比率は、2015年で2.3でしたが2030年には1.8まで下がります。つまり2030年には、高齢者１人を現役世代1.8人で支える必要があるのです。この高齢化の影響で、医療費は増加の一途をたどり、社会保障給付費が国民所得に占める割合は、すでに３割に達しています。したがって、財政赤字の続く政府としては、この医療費の削減が急務となっています。

また、少子化の影響によって首都圏を除く多くの地域は、人口減少が一層進みます。このため多くの地域では、病院を維持していくことが困難となり、医療サービスの提供は地域によって格差が生じていきます。

日本の医療分野におけるこれらの課題とともに、慢性的な医師不足や医師の過重労働問題も深刻になっています。

一方で近年、疾患構造が変化しています。従来死因の多くを占めていた肺炎や結核などの感染症が減少し、がんや心疾患、脳血管疾患などの生活習慣病を起因とした死因が、全体の約６割を占めるようになっています。このような状況下で、日本の医療は山積している課題に、対策を取らなければならないのです（図5-6）。

これらの課題の根本原因は、患者数の増加です。しかし患者が増えているからといって、単純に医療従事者を増やすのでは、医療費の増大を招きますし、そもそも人材不足なので非現実的な話です。したがって実践可能な対策としては、医療サービスの効率化と病人を減らすことになります。最近のICTの急激な進化を、医療に積極的に取り入れることで、旧態依然とした医療サービスは効率化を図れることになります。

また病人を減らすということは、簡単ではありませんが、予防医療をもっと重視することで可能になるでしょう。一次予防（健康づくり）、二次予防（早期発見、重症化予防）、三次予防（再発予防）のいずれにおいても、ICTは役立ちます。

現在、大半の人は、病気になってから医療機関を訪れています。しかしビジネスパーソンが毎年行っている健康診断のデータが、厚生労働省の進める「次世代保健医療システム」によって一元管理されるようになると、ヘルスケアのビッグデータとなります。データが増えれば増えるほど人工知能の能力が上がるので、様々な病気の発症リスクを高精度に判断できるようになります。この判断に基づいて、医師が生活習慣病に対する指導を適切に行うことで、発症リスクを抑えることが可能になり、病人を減らすことにつながります。

生活習慣病をはじめとする慢性疾患の予防と治療には、患者の生活習慣を変える**行動変容**が非常に大切になります。この行動変容を促す支援として、進化したICTが利用できます。生活習慣病になる前の予防の段階、早期発見の段階では、今後普及してくるウェアラブルデバイスからのデータが利用できます。このデータを参考にした医師による患者への指導なら、遠隔治療が役立ちますし、患者の負荷も下がります。

また、このウェアラブルデバイスの普及で、健康な状態でも常時バイタルデータを取得しPHRで管理することで、**治療アプリ**（→P161）や市販薬などで治療する**セルフメディケーション**を活用すれば、医療機関に行かない生活習慣病対策も充実していくことでしょう。

日本では英国のような「かかりつけ医」が普及しておらず、相変わらず、本来急性期治療に当たるべき病院に軽症患者が押し寄せてきます。また夜間には診療所が開いていないため、救急指定病院には夜間になると軽症患者も来院してしまいます。緊急医療のような貴重な医療資源は、重篤な患者に振り分けるべきですから、軽症患者への対策が必要です。チャットボットの節で紹介したロンドンのAIチャットボットのような、音声やチャットでトリアージができるシステムは非常に有効なはずです。相談相手がいないと人は不安になるので、身体に異変が生じると病院に駆け込みたくなるのはしかたがありません。電話やチャットで、誰でも問い合わせが24時間できるAIチャットボットがあれば、来院者数は大幅に減るはずです。さらにセルフメディケーションが普及すれば、医療従事者の負荷も下がり医療費の削減も実現できるでしょう。

現代の医療技術は、着実に発達してきています。前述してきたように、ICTの進展とAI技術の登場によって、これからも急速に進化していくでしょう。この進化していく最新技術を、医療業務の効率化に積極的に取り入れることで、医療従事者が行っている事務作業やルーティンワークは、自動化が進むはずです。これにより、患者に対する問診・診察・処置・説明などの医師の本来業務に、注力できるようになるはずです。

また医師は、高度な専門知識を持っていることで、その役割を果たしてきました。これは、医師と患者との情報の非対称性によって、価値を得てきたともいえるでしょう。しかし近年のインターネットの普及によって、患者も様々な医療情報を収集できるようになっています。自分がどんな病気なのか、どんな治療方法があるのかを、容易に調べることが可能です。ところがインターネット上には、不正確な医療情報が氾濫しています。専門家でない患者には、膨大にある医療情報のなかから適切な医療情報を選択することは非常に困難です。中途半端な情報を持っている患者に対して、医師は説得力を持った説明が要求されています。また人間は、往々にして情報の内容よりも、誰がその情報を発したかで判断します。ICTの発達によって業務が効率化された医師には、患者を説得したり患者の不安に向き合ったりする時間が取れるようになるはずです。

したがって人工知能時代になると、医師は人工知能が持ち得ないコミュニケーション能力や人間性が、より一層必要とされるのです。

用語解説 治療アプリ

治療アプリとは、生活習慣病や精神疾患などに治療効果があるアプリケーションソフトのことです。薬機法が改正されて、スマートフォンアプリのようにソフトウェア単体でも医療機器として承認されます。将来的に、医師は薬の代わりにスマートフォンアプリを処方できるようになり、保険適用も可能となるかもしれません。米国では、アップルウォッチの心電図アプリがFDAで承認されています。日本では禁煙治療用アプリが、2019年現在、審査中です。

AIを臨床応用する際の注意点

AI技術を医療に用いる場合には、いくつかの注意点があります。各PARTで説明してきましたが、最後に注意点をまとめておきたいと思います。

■AI技術の限界

① AIの出力精度は、教師データの量と質に依存する。したがって教師データにない事象や、教師データに偏りがある場合、その出力精度は著しく低くなる。

② AIの判断根拠の提示は、現在研究段階にあり、明確に提示することができない。

■患者の権利

・医療データは要配慮個人情報であり、個人情報保護法では厳重な管理が求められている。医療データをAIの教師データに利用する場合には、匿名加工しなければならない。

■医師の責任

・医療AIの出力結果は統計的計算結果であり、最終判断は医師の責任において行う。

最初の「AI技術の限界①」は、**アルゴリズムバイアス**とも呼ばれ、データセットのバイアスやアルゴリズムの技術的限界によって生じる問題です。例えばAI技術は欧米で発達してきたため、顔認識用画像データの大半がアングロサクソン系に偏ってしまうことがあります。この場合、アフリカ系やアジア系の人の顔を正しく認識できなくなります。

図5-7 ｜ データ分布問題

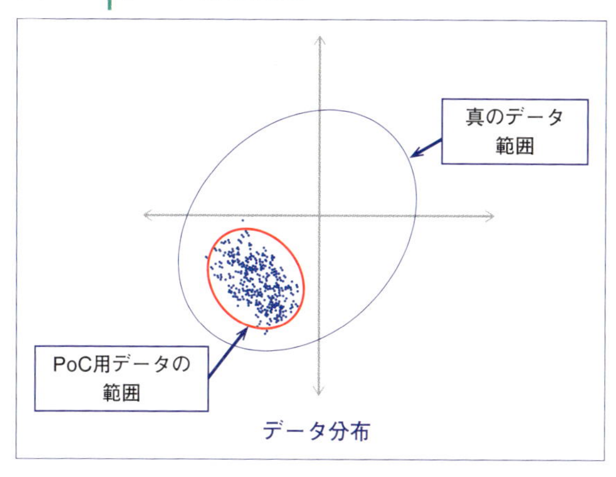

また、図5-7のようにPoCや研究用途で収集した患者データが、真の患者データの範囲と異なっている場合があります。この偏ったデータを教師データに用いてAIに学習させると、AIの出力精度は著しく低くなります。

「AI技術の限界②」は、PART2の「説明可能なAI技術」で説明したように、現時点で実用的な方法はありません。しかし医療AIで強く望まれている技術であり、GDPRでも要求されていますので、近い将来には実用化が始まると考えられます。

「患者の権利」ですが、PART1で詳しく説明したように、次世代医療基盤法によって患者の医療データは医学研究に利活用が可能になりました。しかし、匿名加工することが前提となっていますので、取り扱いに十分な注意が必要です。

最後に「医師の責任」についてです。本書で何度も述べているように、医療AIは画期的な性能を有していますが、あくまでも医師が利用するツールの１つでしかありません。医療AIが提示するアウトプットを採用するかどうかは、医師の判断に委ねられています。患者の家族状況や経済状態などを考慮できるのは、臨床現場にいる医師にしかできないのです。

本書では、医療AIについて様々な解説をしてきましたが、医療AIの高度な性能を生かすも殺すも、医療従事者次第です。これらの注意点を把握し、医療AIの持つメリットとデメリットを十分理解することによって、医療AIは臨床現場で活躍できるのです。

あとがき

情報革命は、様々な発明を繰り返しながら進展してきました。文字の発明、印刷機の発明に次いで、インターネットの発明・普及が進み、今では誰でも情報を発信できるようになっています。これにより情報が氾濫しており、そのなかからどの情報が有用なのかを判断する能力が必要となっています。このため専門的な知識を持つ医療従事者が、適切な情報を適切な範囲に届けるように努めることが必要になると考えられます。

今後、人工知能によって適切な情報を効率よく手に入れられる時代になると想定されていますが、その適切な知識を与えるのはやはり人間である医療従事者なのです。人工知能時代においても、医療従事者は変わらず最新の専門知識を身に付けていく姿勢が必要なのです。

総務省の調査によると、人工知能の利活用が望ましい分野として、医療診断、自動運転による救急車両の配備などが上位に挙がっています。人工知能の医療応用への期待値は、非常に高いと報告されています。しかし、現状のAI技術のままでは確定診断を行うことはできません。その理由としては医療の世界特有の事情があります。

医師が保有する情報量が多過ぎて容易に教師データに変換できないこと、ディープラーニングの判断根拠がブラックボックスになっており明確に説明できないこと、多くの意思決定を基に初めて治療方針が決まるため人工知能のみで診断するのが難しいことなどが挙げられるでしょう。一方で医師１人が莫大な医療情報を網羅することは不可能に近いのが現実です。そこで、膨大な医療情報のなかから有用な情報を抽出する、補助的ツールとしての人工知能が今後は役立つはずです。人工知能によって医師の負担を軽減できるのであれば、当然積極的に導入するべきでしょう。

医療の業務が部分的に自動化され、医師の負担が減り、より正確な医療を行うことができるようになってくると、医療が人の人生に与える影響力も増してくるはずです。人工知能を適切に用いることにより、医療の価値と影響力を増やせることを、さらに訴求していく必要があります。また今後人工知能が発展していくにつれて、人工知能にできず人間のみにしか行えない行為をしっかりと見極めて注力していかなければなりません。すなわち、医療従事者は患者とのコミュニケーションを通じて、患者の感情や状況に寄り添う能力を高めていくことが求められているのです。高度な専門知識を有する医療従事者は人工知能に取って代わられることなく、今後も生き残り続けていくはずです。しかし、それは人工知能技術の発展に日々注目し、これからも最新技術をキャッチアップし続けることで成し遂げられることなのです。

謝辞

本書の執筆に当たりご助力いただきました、鎌田龍一さん、玉木笙鞠さん、鍵和田祐輔さん、石鉢ことみさん、山本舞さん、近藤義宜先生、百崎良先生、野間久史先生、渋谷健司先生、李政哲先生、谷川幸洋先生、森臨太郎先生、李佳霖先生、劉薇如先生、宮座美帆先生、辻井潤一先生、Sophia Ananiadou先生、平池勇雄先生、原一雄先生、細江隼先生、庄嶋伸浩先生、門脇孝先生、山内敏正先生に、この場を借りて深く感謝申し上げます。また、出版に当たり日経メディカル開発 佐藤千秋様をはじめ様々な方に大変お世話になり、御礼申し上げます。

令和元年11月吉日

山田朋英／谷田部卓

索引

数字

ローマ字

■ ア行

■ カ行

サ行

タ行

ナ行

ハ行

マ行

ヤ行

ラ行

著者紹介

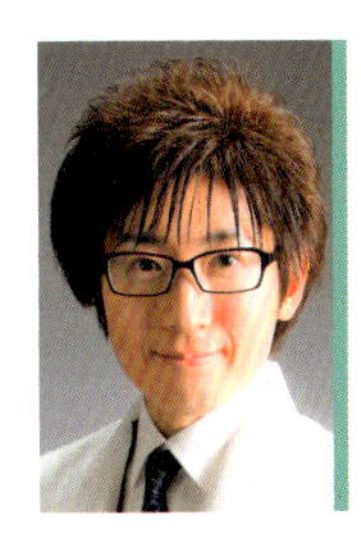

山田 朋英（やまだ ともひで）
英国 King's College London 客員教授、内科医

略歴：医学博士（東京大学）。2016 年東大助教、東大病院指導医。2018 年英国留学（医療 AI 学）。Manchester 大学客員教授を経て現職。
専門：糖尿病学、医療 AI 学、臨床疫学。

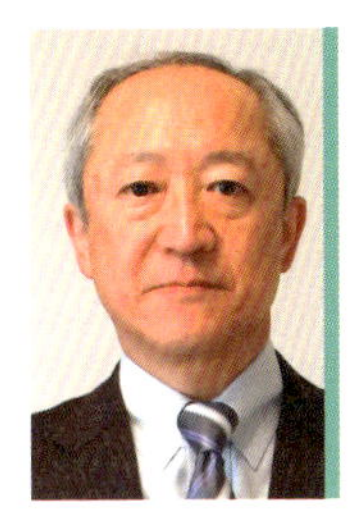

谷田部 卓（やたべ たかし）
IT コンサルティング、AI セミナー講師

著書：「未来 IT 図解 これからの AI ビジネス」（エムディエヌコーポレーション、2018 年）、「ディープラーニング」（創元社、2018 年、日本ディープラーニング協会お薦め書籍）など。

臨床医のための医療 AI 概論

2019 年 12 月 16 日　第 1 版 1 刷発行

著　者　　山田 朋英／谷田部 卓
発行者　　高尾 肇
発　行　　日経メディカル開発
発　売　　日経 BP マーケティング
　　　　　〒 105-8308　東京都港区虎ノ門 4-3-12

装丁・本文デザイン　有限会社マルワン
印刷・製本　　　　　図書印刷株式会社

ISBN　978-4-931400-95-5

本書籍に関するお問い合わせ、ご連絡は下記にて承ります。

http://nkbp.jp/booksQA